「拯救」鼻咽炎

孙海舒 著

U0376206

吉林科学技术出版社

图书在版编目（CIP）数据

"拯救"鼻咽炎 / 孙海舒著 . -- 长春：吉林科学
技术出版社 , 2024. 8. -- ISBN 978-7-5744-1795-3

I. R76

中国国家版本馆 CIP 数据核字第 2024EJ5822 号

"拯救"鼻咽炎
"ZHENGJIU" BIYANYAN

著	孙海舒
出版人	宛 霞
责任编辑	孟 盟
助理编辑	宿迪超 郭劲松
制 版	上品励合（北京）文化传播有限公司
封面设计	陈卓通
幅面尺寸	170mm×240mm
开 本	16
字 数	200 千字
印 张	13
印 数	1~5000 册
版 次	2024 年 8 月第 1 版
印 次	2024 年 8 月第 1 次印刷
出 版	吉林科学技术出版社
发 行	吉林科学技术出版社
地 址	长春市福祉大路 5788 号出版集团 A 座
邮 编	130118

发行部电话/传真　0431-81629529 81629530 81629531
　　　　　　　　　　81629532 81629533 81629534

储运部电话 0431-86059116

编辑部电话 0431-81629380

印 刷	吉林省创美堂印刷有限公司
书 号	ISBN 978-7-5744-1795-3
定 价	49.80 元

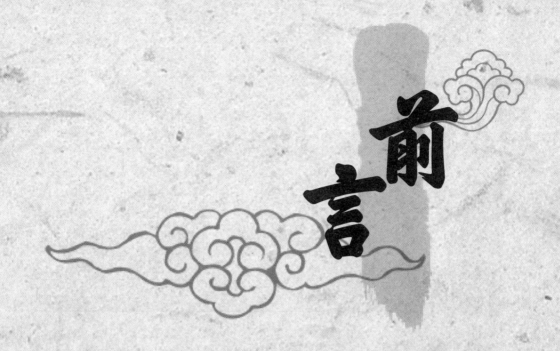

前言

　　生活中，很多人深受鼻炎、咽炎的各种困扰，一旦着凉、上火、休息不好或劳累过度，鼻炎或咽炎就犯了，对症用药后也是反反复复地发作，很难根治。其实，鼻炎、咽炎不仅仅是鼻和咽的问题。

　　从中医角度看，肺主气，司呼吸，上接于咽喉，开窍于鼻。所以，鼻炎、咽炎的发生与肺紧密相关。此外，五脏六腑是一个整体，脾、胃、肾等其他脏腑同样会影响肺部功能。所以，当鼻咽出现问题的时候，不能只对鼻咽用药，还要从肺入手，兼顾脾肾，标本兼治，才能彻底远离鼻咽疾病。

　　本书以中医理论为基础，详细分析了各种常见鼻炎、咽炎的致病原理、主要症状表现、治疗原则，给出了生活起居方面的建议、饮食调养的方法，以及穴位按摩、艾灸、中药贴敷、拔罐、刮痧等简单有效的中医外治法。

　　全书内容丰富，通俗易懂，便于操作，希望能够帮助那些深受鼻炎、咽炎困扰的人们早日摆脱病痛，快乐健康地生活。

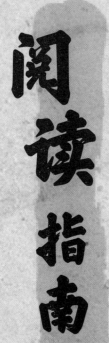

阅读指南

开篇设置疾病概述，对疾病进行通透性解释。

疾病名称。

生活起居调理版块旨在提醒读者在日常生活中需要注意的各种细节，减轻或避免疾病发作。

找出疾病根源，读者可根据自身症状，辨证分型，以便对症治疗。

知识扩充，给读者提供更多简单有效的治疗方法。

对特别重要的事情，专门设置了"注意啦"版块，以引起读者重视。

4

为读者讲述在饮食上需要注意的问题，以帮助缓解病情。

拔罐、艾灸、刮痧等中医外治方法，方便有效，读者在家即可操作，为避免内容重复，有关穴位的取穴方法、配图，读者需在本小节中寻找。

读者只需按照内容操作，就可以掌握拔罐的方法，以改善病情。

穴位配图，帮助读者精准找对穴位。

中医饮食调养法

1.多吃富含维生素的新鲜蔬菜，保护抵抗力，预防感冒。
2.多吃具有润肠通窍作用的食物，如梨、百合、杏仁、鸭肉、银耳等。
3.多喝水，尤其是可以养阴清热的茶水，如菊花茶、百合茶、枸杞茶等。
4.脾气虚者可多吃能健脾益气的食物，如薏米、糯米、大枣、山药等。
5.忌食辛辣、燥热之品，如辣椒、胡椒、羊肉等。
6.戒烟酒。

推荐食疗方

1. 鲫鱼汤
原料：鲫鱼100克，大枣5枚，黄花30克，白术15克，苍耳子、白芷各10克。
调料：生姜3片，盐、植物油各适量。
做法：
1.鲫鱼洗净，用热油两面稍煎，待用；大枣去核，洗净。
2.将鲫鱼、黄花、白术、苍耳子、白芷、生姜片一起放入砂锅内，加入适量清水煲汤，最后加盐调味即可。
功效：扶正祛邪，补中通窍。主治脾气虚弱型慢性萎缩性胃炎。

2. 赤小豆桂圆羹
原料：赤小豆30克，桂圆肉6克，鹌鹑2只。
调料：盐适量。
做法：
1.赤小豆洗净，用清水浸泡2小时；鹌鹑收拾干净。
2.将泡好的赤小豆、桂圆肉、鹌鹑一起放入砂锅中，加入适量清水，煮至鹌鹑烂熟，加盐调味即可。
功效：健脾除湿，益气养血。适用于脾气虚弱型萎缩性胃炎。

简单有效的中医外治法

拔罐疗法

准备
火罐、镊子、酒精、棉球。

取穴
肺俞穴：位于背部，第3胸椎棘突下，后正中线旁开1.5寸处。
胃俞穴：位于背部，第12胸椎棘突下，后正中线旁开1.5寸处。
脾俞穴：位于背部，第11胸椎棘突下，后正中线旁开1.5寸处。

操作
1.先用干净毛巾，温水将穴位处擦净。
2.取口径合适的玻璃罐，用镊子夹酒精棉球点燃，放入火罐内壁侧1~2圈后迅速退出，并及时将罐扣在各穴位上，隔天1次，1个月为1个疗程。

功效
肺俞穴可解表宣肺、清热理气；胃俞穴是胃的背俞穴，调胃气、强腰脊、聪耳目；脾俞穴能补脾益、健脾利湿。

告诉读者要准备哪些工具。

为读者介绍居家可操作的食疗方，读者可根据自己的疾病类型选择制作，帮助改善病情。

告诉读者拔罐时的具体操作方法。

告诉读者拔罐时应选取的穴位及其具体位置。

让读者了解穴位拔罐后的疗效。

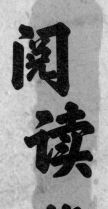

阅读指南

告诉读者艾灸时应选取的穴位及其具体位置。

告诉读者刮痧时应选取的穴位及其具体位置。

采用艾条或艾绒在相应穴位上施灸，方法简单易操作，居家即可进行。

使用刮痧板在相应穴位进行反复刮动、摩擦，使局部出痧，达到治病效果。

艾灸疗法

常规用穴： 足三里、鱼际、合谷、肺俞穴。

穴位加减： 脾虚者加脾俞穴；肾虚者加肾俞穴。

取穴

足三里穴：位于外膝眼下3寸，胫骨外侧的一横指处。取穴时，弯腰，将同侧手的虎口围住髌骨外上缘，其余4指向下，中指指尖处即是。

鱼际穴：位于手外侧，第1掌骨桡侧中点，赤白肉际处。

合谷穴：位于手背虎口处，第1、2掌骨间，第2掌骨侧桡中点处。

操作

将生姜切成0.2~0.3厘米厚的片，在生姜片上扎出数个小孔，将点燃的艾条放在姜片上，对准穴位处施灸。每穴灸3壮，以皮肤潮红为度，每天1次或隔天1次，10次为1个疗程。偏于血瘀的患者，可将红花研碎，与面粉和在一起，制成红花饼，置于合谷穴，灸之，方法同前。病程长者可在医生指导下调整灸量。

功效

通经活络，疏通真窍。

50

刮痧疗法

常规用穴： 风门、肺俞、大椎、神庭穴。

穴位加减： 肾虚者加肾俞、命门穴；脾虚者加脾俞、足三里穴。

取穴

风门穴：位于背部，第2胸椎棘突下，后正中线旁开1.5寸处。

大椎穴：位于脊柱区，后正中线上，第7颈椎棘突下凹陷中。

神庭穴：位于脊柱区，第5胸椎棘突下凹陷中，后正中线上。

命门穴：位于腰部，后正中线上，第2腰椎棘突下凹陷中（和肚脐眼相对的位置）。

操作

1. 先把局部皮肤清洁干净。

2. 用刮痧板蘸取润滑剂，自大椎穴向下刮至神道穴，再慢慢地轻刮，以皮肤潮红、皮下有感为度。

3. 以肺俞为起点，向下刮约3~5寸。

功效

刮痧可以使局部皮肤处于充血状态，毛细血管通透性改变，促进血液循环，还可以刺激神经内分泌系统，改善微循环，从而减轻鼻塞症状。

51

告诉读者艾灸时的具体操作方法。

穴位配图，帮助读者精准找对穴位。

告诉读者刮痧时的具体操作方法。

让读者了解穴位艾灸后的疗效。

让读者了解穴位刮痧后的疗效。

目录

✓扫码获取

✓耳鼻咽喉科普课　✓鼻咽炎预防指南
✓经络养生与康复　✓运动健康记录本

第一章

找到元凶，鼻咽疾病多是肺惹的祸

第二章

鼻炎种类多，肺脾肾同治很重要

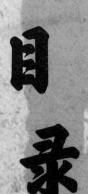

目录

第三章

治疗咽炎，不光要养阴清肺

第四章

脾肺气虚，邪滞鼻咽

扫码获取

✓耳鼻咽喉科普课　✓鼻咽炎预防指南
✓经络养生与康复　✓运动健康记录本

扫码获取

✓ 耳鼻咽喉科普课　　✓ 鼻咽炎预防指南
✓ 经络养生与康复　　✓ 运动健康记录本

第五章

养肺阻击肺系病，饮食调养少不了

第六章

运动增强肺功能，鼻咽不生病

目录

第七章

细节决定肺健康，生活中如何远离鼻咽疾病

✓耳鼻咽喉科普课 ✓鼻咽炎预防指南
✓经络养生与康复 ✓运动健康记录本

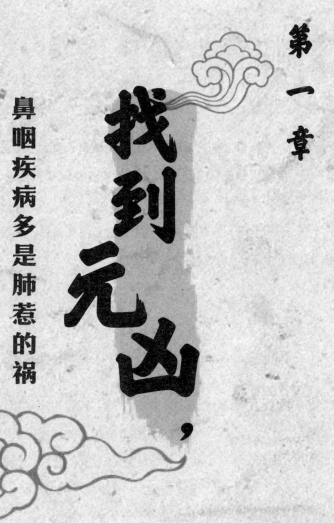

第一章

找到元凶，

鼻咽疾病多是肺惹的祸

鼻咽部位是外邪入侵人体的第一道门户，稍不注意，就可能引发各种鼻炎、咽炎等疾病，有些更是反复发作，很难彻底治愈，给人们带来很大的痛苦。在中医看来，肺主气，司呼吸，开窍于鼻。所以，鼻咽疾病的发生，与肺密切相关，要想防治鼻咽疾病，必须从肺入手。

一、肺是人体的"宰相"，主一身之气

　　肺相当于人体的"宰相"，总管人体大小事务，统领着其他脏腑，使脏腑都能保持正常的生理活动，掌控呼吸及全身气、血、津液的输布，这就是"治节"。

　　可见，肺在五脏六腑中的地位是很高的，下面我们就来具体了解一下中医学上的肺具体有哪些功能。

肺主气，司呼吸

　　肺主气，是指一身之气归属于肺，由肺所主。这是因为，人体气的生成，主要依赖于先天之气、肺吸入的清气和脾胃运化摄取的水谷精气。司呼吸，是指肺通过有节律的呼吸运动，完成体内外的气体交换，保证人体正常的新陈代谢。

　　肺主气的作用，主要取决于肺的呼吸功能。肺的呼吸均匀，是气的生成和气机调畅的根本条件。如果清气不能吸入，浊气不能排出，新陈代谢停止，人的生命活动也将终结。

肺朝百脉，助心行血

　　朝，就是聚会的意思。肺朝百脉，就是指全身血液都要通过经脉而聚会于肺，通过肺的呼吸，进行体内外清浊之气的交换，再通过肺气的宣降作用，将富有清气的血液通过百脉输送到全身。

　　心脏的搏动是血液循环的基本动力，而血液的运行，又有赖于肺气的推动和调节，即肺气具有助心行血的作用。如果肺气虚弱或壅塞，就会导致心血运行不畅，甚至血脉瘀滞，出现心悸胸闷、唇青舌紫等症状。

"拯救"鼻咽炎

12

肺主宣发和肃降

	概念	生理功能	病理表现	相互关系
主宣发	指肺气向上升宣和向外周布散的作用	1.排出体内的浊气 2.将脾所转输的津液和水谷精微中轻清的部分，布散到全身各处 3.宣发卫气，调节腠理，将汗液排出体外	如果肺气宣发不利，人就会出现呼气不利、胸闷、咳喘、鼻塞、打喷嚏、无汗等症状	肺气的宣发和肃降功能是升降出入、相辅相成的关系，二者协调，则呼吸均匀通畅，水液得以正常地输布代谢；一旦失调，则会使呼吸失常，水液代谢出现障碍
主肃降	指肺气向下通降和保持呼吸道洁净的作用	1.吸入自然界的清气 2.将清气和脾所转输的津液、水谷精微中较为稠厚的部分向下布散 3.通调水道，使水液代谢产物下输膀胱 4.肃清肺和呼吸道内的异物	如果肺气不能肃降，人就会出现呼吸短促或表浅、咳痰、咯血等症状	

肺主行水，调理水液

肺主行水，指肺负责推动和调节全身水液输布和排泄的这一功能，是通过肺气的宣发、肃降作用来实现的。

比如我们摄入的食物，经过胃的腐熟、脾的运化后，脾就会把其中的津液输送给肺，这时肺就会发挥它的宣发功能，把这些津液向上、向外布散到全身各处。

肺会把那些多余的水液和身体代谢产生的浊液输送到膀胱，转化成尿液排出体外，或者输送到皮肤，变成汗液排出体外。这就是整个水液代谢的过程。

而汗液和尿液的多少也是可以转化的。夏季天气炎热，我们出汗多，小便少；到冬天寒冷的时候，我们的汗就少了，而尿液相应增多了。这也是肺在发挥调节水液代谢的作用。

总之，肺负责推动和调节全身水液的输布和排泄，如果肺气失调，就会发生水液停聚而生痰湿，甚至发生水肿。

二、肺开窍于鼻，鼻咽疾病首先要找它

肺位于胸腔内，鼻在头面部，咽为呼吸道的重要组成部分。它们虽分居内外，相互区别，却又相互联系、相互依赖、相互影响。

肺、鼻、咽共同参与呼吸活动

肺主气，司呼吸，上接于咽喉，开窍于鼻。鼻咽作为呼吸通道，为肺气的出入提供门户。三者密切配合，呼吸过程才能更顺畅。

肺部疾病常反映在鼻咽上

肺出了问题，常会反映于鼻咽，如肺气不利就会出现鼻塞、咽干，肺热就会流黄浊鼻涕、咽喉肿痛。反过来，通过观察鼻咽的变化，也可推断肺部的病变，如鼻塞、流清涕、口不渴，多是风寒犯肺；鼻干、咽干或肿痛，多为肺热、肺燥等等。

鼻咽疾病与肺系疾病可相互传变

肺除了主呼吸之气，还主一身之气和卫外之气，如果肺气虚，卫外不固，当外邪来袭时，卫外之气无力抵抗，各种鼻咽病就产生了。如果不及时治疗，日久不愈，可导致肺气进一步虚损，卫表更虚，更易受外邪攻击，使肺失宣发，肃降无权，形成哮喘、咳嗽等肺系疾病。总之，鼻咽与肺部息息相关，当鼻咽发生疾病时，首先就要考虑肺的问题，标本兼治，才能取得最佳的治疗效果。

三、五脏一体，其他脏腑问题也会影响鼻咽健康

在所有脏腑中，肺的位置最高，所以，中医称它为"五脏六腑之华盖"，意思是说肺是其他脏腑的"保护伞"，能够为它们"遮风挡雨"。但其实，其他脏腑也同样会影响肺的功能，因为五脏六腑是一个整体，在生理和病理上都是相辅相成的。所以，当鼻咽出现问题的时候，除了从肺上找原因，也要注意其他脏腑的调理，只有五脏和谐，才能彻底远离鼻咽疾病。

肺与其他四脏	生理关系	病理关系	临床应用
肺与心	难兄难弟：心主血，肺主气，相互依存、相互滋生	肺失宣肃，可致血液运行失常；反之，心的功能失调，血行异常，也会影响肺气的宣肃，出现心肺亏虚、气虚血瘀等证	在治疗肺气虚证时，可加入当归、桂圆、大枣等补益心血的药材
肺与脾	母子关系：脾为土，肺为金，土生金，故脾为肺之母，肺为脾之子	肺所需的津液及气，要靠脾所运化的水谷精微来供应；若脾气虚，则会使肺气不足，同时水湿运化无力，出现久咳不愈、痰多且稀白的症状	用补脾的办法养肺（培土生金法），可防治鼻炎、咽炎、感冒、肺病，比如痰饮咳嗽，就应健脾燥湿与肃肺化痰的方法并用
肺与肾	母子关系：肺为金，肾为水，金生水、水润金，金水相生，故肺为肾之母，肾为肺之子	肺气的宣肃有赖于肾阳的推动和温煦；肺气的肃降也有利于肾的纳气；肾主水，肺行水，两脏相互配合，共同完成水液的代谢	肺气虚的人可以通过补肾气的方法间接补肺气，以先天之气促生后天之气
肺与肝	相辅相成：肝主升，肺主降，一升一降，相互协调，调畅人体气机	肝升太过，会出现火气上逆犯肺，造成咳嗽、气喘、咯血等症状；肺失清肃，可引起肝失疏泄，在咳嗽时出现胸胁胀痛、头晕头痛、面红目赤等症状	易发脾气的人出现咳嗽、哮喘、咯血等呼吸系统疾病时，要注意疏肝理气

四、肺很娇气，一定要注意它发出的这几个求救信号

中医讲，肺为娇脏，在脏腑中的位置又最高，因此，当外邪入侵时，最先侵犯的就是肺。肺受到攻击而受伤后，就会发出一些求救信号。如果不加以重视，不及时治疗，就很有可能给肺系健康留下严重隐患。现在就来看看肺的求救信号都有哪些吧。

连续不停地打喷嚏

当鼻黏膜受到刺激性气味、空气中的飞絮或粉尘等刺激时，就会打喷嚏，这是鼻腔的一种自我保护反应，是正常的。但如果连续不停地打喷嚏，阵发性发作，每次连续打5个以上，并且伴有鼻痒、鼻塞、流鼻涕等症状，那就是肺出问题了，很可能是患上过敏性鼻炎了，需要赶紧就医诊治。

注意啦！

人在打喷嚏时，一次可以喷出10万个唾液飞沫，这些飞沫会以飞快的速度在空气中传播。因此，打喷嚏时最好用纸巾或手帕捂着口、鼻，否则唾液中所含的细菌和病毒会很容易传染给他人。

频繁咳嗽

咳嗽也是人体的一种自我保护，正常人每天可能会咳嗽几声，把呼吸道中的异物和分泌物咳出来。但是，如果频繁地咳嗽，很有可能提示呼吸系统出问题了。

咳嗽症状较轻，痰较少且容易咳出，不会引起呼吸困难	→	大多是感冒引起的
发病较急，初期多为干咳，随之逐渐出现咳嗽、咳痰等不适，严重时因呼吸困难而出现缺氧，嘴唇变为青紫色	→	可能患了支气管炎
刺激性干咳，继而咳出白色黏液痰或带血丝痰，同时伴有高热、气促、口唇发绀、鼻翼扇动等现象	→	可能患了肺炎
干咳，喉部疼痛，声音嘶哑，甚至发不出声音	→	很可能是急性喉炎
连续2周咳嗽、有痰或痰中有血丝，且伴有低热、潮热、盗汗、乏力等症状	→	可能患了肺结核
连续多天干咳、胸闷，然后痰渐渐增多，而且咳不出来，且伴有发热、鼻塞、咽喉痛、咳嗽等呼吸道感染症状	→	可能是哮喘的先兆症状

痰液发生变化

健康人一般不咳或只咳少量白色痰液，吸烟者或呼吸系统疾病患者痰液的量、颜色、气味都会发生相应变化。可以说，痰是反映肺部健康的"晴雨表"，我们通过观察痰液的变化，往往就能判断自己患了什么疾病。

痰量增多	→	可能患了支气管炎或肺部疾病
痰多，且伴有气促、气喘	→	可能是肺炎或肺气肿
急性咳嗽，痰液黏稠且伴有发热	→	可能是肺炎或肺结核
透明痰或白痰	→	多半是风寒感冒

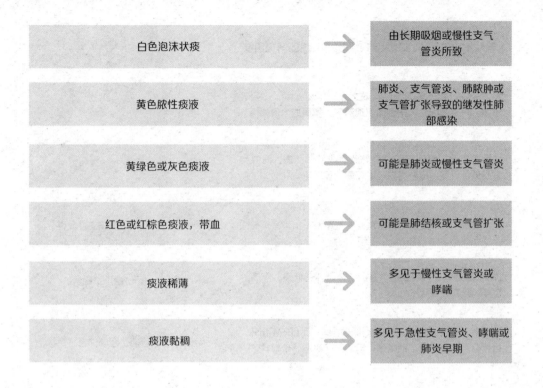

白色泡沫状痰	→	由长期吸烟或慢性支气管炎所致
黄色脓性痰液	→	肺炎、支气管炎、肺脓肿或支气管扩张导致的继发性肺部感染
黄绿色或灰色痰液	→	可能是肺炎或慢性支气管炎
红色或红棕色痰液，带血	→	可能是肺结核或支气管扩张
痰液稀薄	→	多见于慢性支气管炎或哮喘
痰液黏稠	→	多见于急性支气管炎、哮喘或肺炎早期

反复感冒，迁延不愈

有些人稍微着点凉就感冒，感冒了还不容易好，这种情况通常就是肺卫不足导致的。对这些人来说，只有调理好肺，才能远离感冒。如果你感冒超过2周都没好，还加重了，那就有必要做进一步的检查，以排除气管炎、肺炎、肺结核或其他疾病的可能。

经常胸闷

胸闷，即呼吸费力或气不够用的一种主观感受，患者常描述为"胸口发闷""喘气费劲""憋得慌"等。这些症状都很常见，也最容易被忽略。这里提醒大家，如果经常胸闷，且呈持续性、常发性，觉得很难受，胸膛好像被石头压住似的，甚至伴有呼吸不畅、胸痛、心悸、气喘、冒冷汗等症状，那么可能预示着心血管系统或呼吸系统出问题了，需要及时就医检查。

经常便秘

在中医学里，肺与大肠相表里，它们在功能上相互影响，比如肺气的肃降功能有助于大肠传导功能的发挥，大肠传导功能的正常发挥也有利于肺气的肃降。如果肺的肃降功能出现问题，津液不能下达大肠，人体就会出现大便困难、大便艰涩等便秘症状。反过来，如果出现便秘，腑气不通，也会影响肺气的肃降，人体就会出现胸闷、喘咳等症状。所以，如果出现便秘，除了要考虑胃肠问题，也要从肺上找找原因。

皮肤出现问题

中医认为，肺主皮毛，具有温养皮毛、调节汗孔开合和护卫肌表的功能。也就是说，皮肤是人体营卫之气运作的器官，人体的免疫和防御能力都是通过皮肤和毛发的微循环来实现的。如果肺功能出现问题，营卫之气虚弱，皮肤代谢功能变差，人体就容易受外邪侵袭而致病。所以，如果一个人皮肤出现问题，大都与肺脱不了关系。

皮肤干燥，没有光泽，面容憔悴	→	肺气虚
风疹、过敏性皮肤病	→	肺卫不固
痤疮、酒渣鼻、牛皮癣、色斑	→	肺热

五、远离鼻咽疾病，娇肺要这样养

宣肺

宣肺，即宣通肺气，通常用于治疗外感表证。肺是主宣发的，宣发就是将脾上输来的精气向上升宣、向外布散，这样肺气才会舒张，体表的卫气稳固，才能抵御外邪。但肺很娇气，特别容易受到外邪的侵袭，而外邪来袭时，首先侵犯的就是体表和上呼吸道（鼻、咽、喉），使肺气宣发不出来，卫气也就无力抵抗外邪，人体就会出现一系列外感表证。这时候，就要想办法来宣肺。

外感表证一般又分为肺寒和肺热两种证型，宣肺的方法是不一样的。

证型	病因	临床表现	中医治法	常用食、药材
肺寒	外感风寒	低热、怕冷、无汗、全身酸痛、鼻塞或流清鼻涕、咳嗽痰白、口不渴、舌苔薄白等	辛温解表	麻黄、桂枝、荆芥、防风、细辛、紫苏、羌活、白芷、生姜、葱白等
肺热	外感风热	高热、有汗或无汗、咽红或咽喉肿痛、口渴、咳嗽痰黄、舌尖红等	辛凉解表	柴胡、葛根、牛蒡子、薄荷、桑叶、升麻、蝉蜕、桔梗、菊花等

推荐食疗方

香菜葱白汤

原料：香菜10克，葱白3~5段，生姜9克。

做法：

将香菜、葱白、生姜分别洗净，切碎，一起放入锅中，加水煎煮10~15分钟，去渣取汁即可。

功效：祛风散寒，解表发汗。适用于肺寒证。

清肺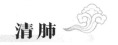

在中医学里，清肺是指肺中有火，需要去肺火（也叫肺热）的一种治疗方法。那肺火是怎么产生的呢？主要由娇嫩的肺脏外感风热，热邪入里化火或者寒邪入里化热所致。同时，其他四脏任何一脏有热，也都会传导给肺而引起肺热，引发呼吸道及肺部疾病。这时候，就要想办法清肺去火。不过，肺火有实火和虚火之分，清肺火的方法自然也就有所区别。

证型	病因	临床表现	中医治法	常用食、药材
肺实火	外感风寒、风热，常与感冒同时发生	呼吸气粗、鼻干唇燥、流鼻血、咽喉肿痛、口干口渴、咳黄痰，甚至痰中带血、大便干燥、痤疮等	疏风解表，清肺利咽	桑叶、桔梗、黄芩、桑白皮、甘草、菊花、百合、罗汉果、荸荠、白萝卜、冬瓜等
肺虚火	肺火初起时未得到及时治疗，久病则虚，因此实火会发展成虚火	口燥咽干、干咳无痰或少痰、咳痰不爽、久咳不愈、皮肤干燥、手足心热、盗汗等	养阴清肺	麦冬、天冬、沙参、西洋参、百合、生地黄、山药、鸭肉、梨、莲藕等

推荐食疗方

杏仁雪梨山药糊

材料：杏仁3克，雪梨1个，山药50克，米粉100克。

调料：白糖适量。

做法：

1.杏仁去皮，洗净；雪梨去皮，洗净，取肉切粒，与杏仁、山药一起搅碎成泥状。

2.用清水适量，把杏仁雪梨山药泥、米粉、白糖调成糊状，倒入沸水锅内（沸水约100毫升），不断搅拌，煮熟即可。

功效：清肺养阴，化痰止咳。适用于肺虚火证。

润肺

在中医学里，润肺是治疗肺阴虚证的方法。所谓的肺阴虚，就是指阴液不足而不能润肺，主要表现为干咳、痰少、咽干、口燥、手足心热、盗汗、便秘、苔少、舌质红、少津、脉细而数或咯血等。

造成肺阴虚的原因主要有内、外两个方面：一是外感燥热之邪，燥热的空气通过口鼻、皮肤进入肺，耗伤肺津，使肺失濡润；二是久咳伤肺，或肾阴不足，使肺阴津不足或亏虚，肺失滋润。

若肺阴虚证得不到及时调治，时间久了，还会累及肾阴，导致肺肾阴虚。所以，当肺出现阴虚时，一定要及时滋阴润肺。

常用药物	常用食物	常用中成药
百合、生地黄、玄参、贝母、麦冬、沙参、西洋参、杏仁等	糯米、莲藕、银耳、豆腐、甘蔗、雪梨、山药、冰糖等	蜜炼川贝枇杷膏、百合固金丸、秋梨膏等

推荐食疗方

百合杏仁赤小豆粥

原料：百合20克，杏仁3克，赤小豆15克，大米50克。

调料：冰糖适量。

做法：

1.将赤小豆、大米洗净，一起放入锅中，加入适量清水熬煮。

2.至半熟的时候，加入百合、杏仁、冰糖，然后继续煮至粥熟即可。

功效：清肺降火，滋阴润肺。

扫码获取

✔耳鼻咽喉科普课　✔鼻咽炎预防指南
✔经络养生与康复　✔运动健康记录本

拯救 鼻咽炎

补肺

在中医学里，补肺，补的是肺气，是治疗肺气虚证的方法。所谓的肺气虚，就是指肺气不足或衰弱的状态。临床上主要有4种病理表现。

肺气虚病理表现	理论依据	症状表现	治疗方法	常用食、药材
呼吸功能减退	肺主气，肺气虚会使体内外气体交换不足，导致气不够用	咳嗽、气短、声低、息微等症状，稍一劳动则气喘吁吁、呼吸困难	调补肺气，健脾益气	人参、西洋参、黄芪、党参、白术、山药、甘草、莲子、芡实、大枣、牛肉、鸡肉等
卫阳虚弱	肺气虚，卫气不足，卫外功能低下，使人体抗病能力低下，容易感受外邪	易感冒、自汗、怕冷等	益气固表	
水液停聚	肺主行水，肺气虚就无力行水，体内水液的输布代谢就会出现障碍，停聚久之，就会生湿生痰	痰液清稀、水肿等	补肺益气，健脾补肾	
面色不荣	肺主皮毛，肺气虚，水谷精微不能被输送至皮毛，皮肤、肌肉、毛发就会失于濡润	皮肤或毛发干燥、皱缩、瘙痒，秋冬气候干燥时尤其明显	补肺养阴，气阴双补	

推荐食疗方

大枣糯米粥

原料：糯米100克，大枣15枚。

做法：将糯米和大枣洗净，用水浸泡半小时，然后放入锅中，加水煮成粥即可。若腹胀可将糯米更换为大米。

功效：补肺益气，补血强身。

温肺

在中医学里，温肺主要用来治疗肺寒证。肺寒本属阳虚，肺阳虚就是指肺阳不足或亏虚，卫外不固，不能温煦身体而出现的证候。主要由内伤久咳、久哮、肺气耗损所致，通常年高体弱的人最容易出现，而且一到寒冷的季节，病情就会加重。

肺阳虚最明显的一个症状表现就是畏寒怕冷。此外，还会有咳吐涎沫、痰液质清稀而量多、短气息微、自汗、易感冒、面白神疲、口不渴等症状。所以，对于此类病证，既要辛温解表，还要温补阳气，这样才能达到温肺散寒的目的。我们可以把具有这两种功效的食、药材搭配起来，做成药膳食用。

辛温解表常用食、药材	温补阳气常用食、药材
桂枝、麻黄、荆芥、防风、紫苏、细辛、干姜、葱白、香菜等	黄芪、干姜、桂圆、豆蔻、羊肉、肉苁蓉、花椒等

推荐食疗方

黄芪牛肉汤

原料：牛肉250克，黄芪、防风、白术各10克，大枣3~5枚。

调料：生姜片、葱段、盐各适量。

做法：

1.将牛肉洗净，切成小块，焯水，撇去血沫，捞出后过凉水。

2.将黄芪、防风、白术、大枣分别洗净，与牛肉块、生姜片、葱段一起放入锅中，加入适量清水，大火煮沸后，转小火炖煮至牛肉熟烂，加盐调味即可。

功效：益气补肺，强身健体。适宜素体阳虚、容易感冒、喜热恶冷的人调养食用。

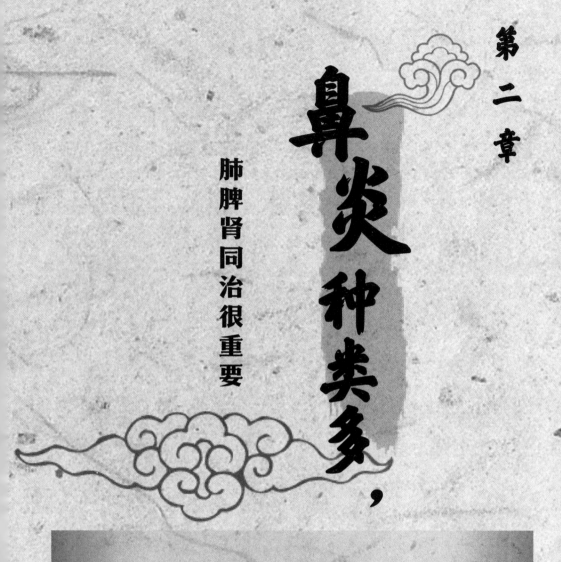

第二章

鼻炎种类多，肺脾肾同治很重要

鼻炎是指发生在鼻腔部位的炎症，种类很多，包括过敏性鼻炎、鼻窦炎、急性鼻炎、慢性单纯性鼻炎、慢性肥厚性鼻炎和萎缩性鼻炎等。鼻是肺的门户，鼻炎的发生与肺紧密相关。而脾肺、肺肾均为母子关系，三脏在功能上相互影响、相互制约，脾虚、肾虚同样会导致邪滞鼻窍而发病。所以，根治鼻炎，不能只从肺入手，还应养护好脾肾。

一、急性鼻炎

急性鼻炎，其实就是老百姓常说的"感冒"或"伤风"，秋冬或冬春季节交替、气候变化不定的时候最容易发病。病程一般会持续7~10天，抵抗力强者可不治自愈。

病因溯源及症状

中医认为，急性鼻炎是由于肺的卫外功能出现问题，皮毛腠理不固，风寒或风热之邪乘虚而入导致的。

证型	致病原理	主要症状	治疗原则
风寒犯鼻	腠理疏松，卫气不固，风寒之邪外袭皮肤，内犯于肺，肺为寒邪所遏，失于清肃，邪气上犯鼻窍	鼻塞不通、流清涕、黏膜肿胀，伴有恶寒、发热、头痛、无汗、口不渴等症状	辛温通窍，疏散风寒
风热犯鼻	风热之邪从口鼻进入人体，首先犯肺，以致肺失宣降，风热上扰鼻窍	鼻塞较重、鼻黏膜色红肿胀、鼻流黄涕、鼻痒气热、频繁打喷嚏，伴有发热、恶风、头痛、咽痛、舌质红等症状	辛凉通窍，疏风清热

生活起居调理

1.注意休息、保暖，避免过度劳累和着凉。

2.做好个人防护，避免或尽量减少到人群密集的场所，以免交叉感染。

3.避免过度用力、频繁地从两个鼻孔同时擤鼻涕，以免引起中耳炎或鼻窦炎，可以用纸巾轻轻擦拭。

4.注意空气的湿度要适宜，避免过干或过湿。

5.加强锻炼，如跑步、游泳等，以增强肺功能，维护免疫力，预防感冒。

中医调养小偏方

　　苍耳子5克，焙成深棕色，碾碎；鹅不食草（3克）捣碎，与苍耳子碎一同放入10毫升香油中，浸泡5~7天，然后用药液滴鼻，每次1~2滴，每天3次，10天为1个疗程，能祛风散寒、通窍消肿，可有效缓解鼻塞、流涕等鼻炎症状。

中医饮食调养法

1.初期饮食以清淡为主，少油，少盐，少糖，忌食油炸、生冷、酸涩之品。

2.多食用具有清宣肺气功效的食物，如白萝卜、香菜、胡椒等。

3.恢复期可适当增补具有健脾益肾功效的食物，如山药、莲子、栗子、薏米等。

推荐食疗方

香菜葱白粥

材料：香菜30克，葱白末、生姜末各10克，大米50克。

做法：

1.香菜洗净，切末；大米洗净，与生姜末一起煮粥。

2.将熟时加入香菜末和葱白末，略煮即可。

功效：散寒解表。用于风寒型急性鼻炎。

✓耳鼻咽喉科普课　✓鼻咽炎预防指南
✓经络养生与康复　✓运动健康记录本

简单有效的中医外治法

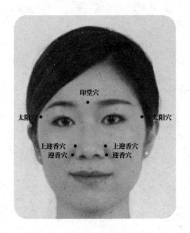 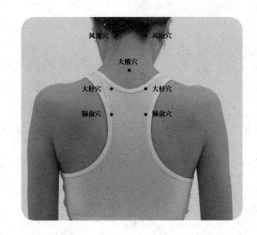

按摩疗法

取穴

迎香穴：位于面部，在鼻翼外缘中点旁，当鼻唇沟中。

印堂穴：位于额部，在两眉头中间的凹陷中。

太阳穴：位于头部侧面，眉梢和外眼角中间向后约一横指的凹陷处。

上迎香穴：位于面部，鼻翼软骨与鼻甲的交界处，近鼻唇沟上端处。

风池穴：位于颈部，两侧耳后发际下的凹窝内。

大椎穴：位于颈部下端，后正中线第7颈椎棘突下凹陷中。

大杼穴：位于背部，第1胸椎棘突下，后正中线旁开1.5寸（中医1寸≈3.33厘米）处。

肺俞穴：位于背部，第3胸椎棘突下，后正中线旁开1.5寸处。

操作

1.用双手食指指腹按揉两侧的迎香穴，顺时针、逆时针各按揉1分钟。

2.用双手食指、中指指腹自印堂穴向两侧抹至太阳穴，单向推抹2分钟。

3.用拇指、食指指腹沿上迎香穴向下推抹至迎香穴，往返推抹10~15次。

4.双手食指、中指并拢，按揉风池穴、大椎穴、大杼穴、肺俞穴各1分钟。

功效

疏风清热，宣通鼻窍，可有效缓解鼻塞、流涕等急性鼻炎症状。

刮痧疗法

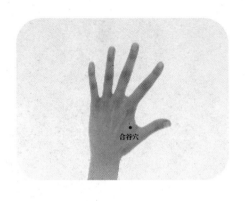

合谷穴

常规刮痧穴位一般选择通天穴、迎香穴、上星穴。如果是风寒外袭所致的急性鼻炎，加刮合谷穴、列缺穴、风池穴；如果是外感风热所致的急性鼻炎。可加刮尺泽穴、鱼际穴。

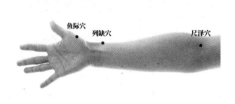

鱼际穴　列缺穴　　　尺泽穴

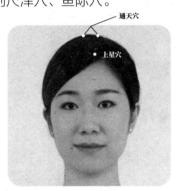

通天穴
上星穴

取穴

通天穴：位于前发际正中直上4寸，旁开1.5寸。

上星穴：位于前发际正中直上1寸。

合谷穴：位于手背虎口处，当第1、2掌骨间，第2掌骨桡侧中点处。

列缺穴：位于前臂桡侧缘，桡骨茎突上方，腕横纹上1.5寸，当肱桡肌与拇长展肌腱之间。

尺泽穴：位于肘横纹上，肱二头肌腱桡侧缘凹陷中。

鱼际穴：位于手外侧，第1掌骨桡侧中点，赤白交际处。

操作

先使局部皮肤清洁，用刮痧板蘸取润滑剂，自上而下刮拭各个穴位，以皮肤潮红、皮下有感为度。

功效

宣肺解表，疏风清热。

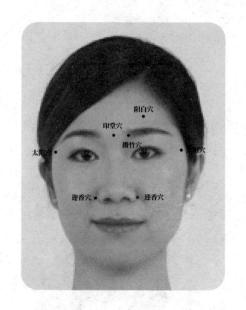
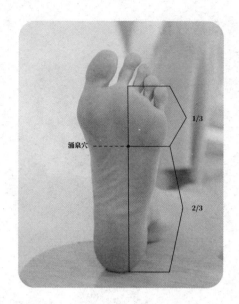

艾灸疗法

治疗急性鼻炎，可采用温和灸的方法，艾灸列缺、合谷、风池、大椎、迎香、印堂、攒竹、阳白、太阳、肺俞、涌泉等穴，作用相对柔和，容易被患者接受。

取穴

攒竹穴：位于面部，眉毛内侧边缘凹陷处（当眉头凹陷中，眶上切迹处）。

阳白穴：位于额头，瞳孔直上，眉上1寸处。

涌泉穴：位于足底部，蜷足时足前部凹陷处，约第2、第3趾趾缝纹头与足跟连线的前1/3处。

操作

选用单眼艾灸盒，打开艾灸盒上方的盖子，将艾条点燃后插入灸孔内，之后合上盖子，在各穴位上进行艾灸。每穴灸2~3分钟。

功效

祛风散寒，温肺散邪，通鼻利窍。适用于外感风寒所致的急性鼻炎。

拔罐疗法

采用拔罐疗法治疗外感所致的急性鼻炎时，通常可选择大椎、肺俞、身柱、风门等穴位。

准备

火罐，镊子，酒精，棉球。

取穴

身柱穴：位于背部，后正中线上，第3胸椎棘突下凹陷中。

风门穴：位于背部，第2胸椎棘突下，后正中线旁开1.5寸处。取穴时，先找到颈后高骨，向下数2个椎体，再向左右旁量取2横指即是。

足三里穴：位于外膝眼下3寸，胫骨外侧约一横指处。取穴时，弯腰，将同侧手的虎口围住髌骨外上缘，其余四指向下，中指指尖处即是。

操作

1.先用干净毛巾、温水将穴位处擦净。

2.取合适的玻璃罐，用镊子夹酒精棉球点燃，在火罐内壁中段绕1~2圈，迅速退出，并及时将罐扣在双侧肺俞穴、风门穴上，留罐3~5分钟，每天1次，连拔3~5天。

3.用同样的方法，选用小罐拔大椎穴，留罐3~5分钟，每天1次，连拔3~5天。

功效

健脾补肺，疏散风寒。

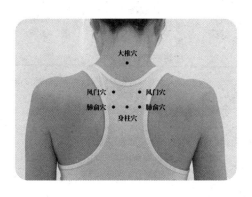

二、慢性单纯性鼻炎

慢性单纯性鼻炎是慢性鼻炎中最常见的类型，反复发作，迁延不愈。

病因溯源及症状

在中医学里，慢性鼻炎称为"鼻窒"，多由脏腑虚弱、邪滞鼻窍所致，临床上主要分为3种证型，需要辨证施治。

证型	致病原理	主要症状	治疗原则	常用食、药材
肺经蕴热证	急性鼻炎迁延不愈，邪热入肺日久，使肺经蕴热，失于宣降，熏蒸鼻窍所致	鼻黏膜肿胀，鼻塞，鼻涕黄且量少，鼻气灼热，伴有口干、咳嗽痰黄	清热散邪，宣肺通窍	金银花、栀子、桑白皮、连翘、薄荷、荆芥、赤芍、麦冬、桔梗等
肺脾气虚证	由于各种原因耗伤肺气或损伤脾胃，使肺失清肃，脾失健运所致	鼻腔黏膜肿胀、色淡红，间歇性或交替性鼻塞，遇寒加重，鼻涕白而黏或稀清，量较多等	补益肺脾，散邪通窍	人参、甘草、党参、山药、白扁豆、细辛、鱼脑石、苍耳子、五味子、白术、黄芪等
瘀血阻滞证	素体虚弱，或伤风鼻塞未治愈，邪毒久留不去，阻塞鼻窍脉络，气血运行不畅所致	鼻塞重或持续性鼻塞，鼻涕黏白或黏黄，鼻音重，或嗅觉减退，伴有头痛头胀、耳胀闷等	行气活血，化瘀通窍	当归、桃仁、红花、川芎、麝香、老葱、大枣、辛夷、丝瓜络、浙贝母等

注意啦！

所谓间歇性，是指白天、夏季、劳动或运动时鼻塞减轻，而夜间、静坐或寒冷时鼻塞加重。交替性鼻塞，是指侧卧时位于下面的一侧鼻腔堵塞，改变体位后，则另一侧鼻腔堵塞。

生活起居调理

1.注意气候变化，及时增减衣服，避免感冒。

2.尽量避免出入人群密集的场所，并注意戴口罩。

3.注意环境卫生，避免各种粉尘（如煤、岩石、水泥、面粉、石灰等）、各种化学物质及刺激性气体（如二氧化硫、甲醛、乙醇等）的长期刺激。

4.积极治疗急性鼻炎，如果感冒时鼻塞加重，切记不可用力抠鼻，以免引起鼻腔感染。

5.平时应多锻炼身体，参加适当的体育活动，如散步、慢跑、游泳、爬山等，都能增强肺活量，加速血液循环，有利于增强体质，保证免疫力；同时能放松心情，调畅气机，利于肺气宣发，促进身心的恢复。

6.避免局部长期使用血管收缩类滴鼻剂，以免造成药物性鼻炎。

中医调养小偏方

1.辛夷花，即玉兰花10克，加水泡5分钟后频饮。

2.玉屏风散方隔药饼灸。将中成药玉屏风散用水调成糊状，可加少量面粉，以便捏成饼状，置于脐中，将艾绒制成圆锥形，置于药饼上，底面积小于药饼面积，点燃，如有灼热感，可暂时取走药饼与艾绒，微微冷却后再放回。

3.苍耳子30克，打碎，放入小铝锅中，加入50克芝麻油，用小火把苍耳子煎至干燥后，过滤药油，放入干净无水的瓷瓶中备用。每天用小棉球蘸药油，涂在鼻腔内，2~3周为1个疗程，可有效治疗慢性鼻炎。

中医饮食调养法

1.慢性单纯性鼻炎属肺经蕴热的患者，应多吃白萝卜、莲藕、薏米、梨等具有清热作用的食物。

2.肺脾气虚者宜多吃能健脾益气的食物，如山药、牛肉、大枣、生姜、猪肚等。

3.瘀血阻肺患者可吃山楂、当归、桃仁等活血祛瘀之品。

4.多吃具有芳香开窍、利水渗湿作用的食物，如香菜、芡实、扁豆、红豆、莲子等。

5.戒烟酒，忌食油炸、肥腻、生冷及辛辣刺激性食物。

推荐食疗方

苏白粥

原料：炒白术30克，紫苏10克，猪肚、大米各100克。

调料：生姜2片，盐适量。

做法：

1.将炒白术、紫苏放入砂锅中，加水煎煮20分钟，滤渣取汁。

2.猪肚洗净，切片，与大米、生姜片一起放入药汁中煮成粥，最后加盐调味即可。

功效：健脾祛湿，行气化痰。用于肺脾气虚偏脾虚湿盛型慢性单纯性鼻炎。

✔耳鼻咽喉科普课　✔鼻咽炎预防指南
✔经络养生与康复　✔运动健康记录本

简单有效的中医外治法

熏鼻法

滴通鼻炎水

配方: 蒲公英、黄芩、麻黄、苍耳子、辛夷、白芷、细辛、石菖蒲各等分。

做法: 上药一起水煎取汁。

用法: 用泡好的药汁熏鼻，每次2~3滴，每天3~4次。

功效: 祛风清热，宣肺通窍。适用于慢性鼻炎所致的鼻塞。

注意啦!

1.滴鼻时，切勿让药汁接触眼睛。

2.鼻黏膜损伤者慎用此药汁。

吹鼻法

山柰白芷方

配方: 川芎10克，细辛3克，鹅不食草30克，辛夷花10克，青黛5克。

做法: 上药共研细面，装入干燥的瓶中，密封，备用。

用法: 用时取少许药面，按于鼻孔处，用力吸气，把药面吸入鼻腔，每天用3~4次，一般1~2周即可痊愈。

功效: 祛风散寒，燥湿通窍。有助于改善慢性单纯性鼻炎所致的鼻塞、流涕等症状。疗程谨遵医嘱。

荜茇散

配方: 荜茇2克。

做法: 研为细面，装入干燥的瓶中，密封，备用。

用法: 用时取少量药面，放在手指指腹上，按于鼻孔上，吸入，每天每孔吸3次，交替使用。

功效: 辛散风寒。可缓解鼻塞症状。

●穴位按摩法

常规用穴：迎香、印堂、太阳、上迎香、神庭、百会、风池等穴位。

穴位加减：肺经蕴热者可加按合谷、鱼际、肺俞穴；脾肺气虚者可加按足三里、阴陵泉穴。

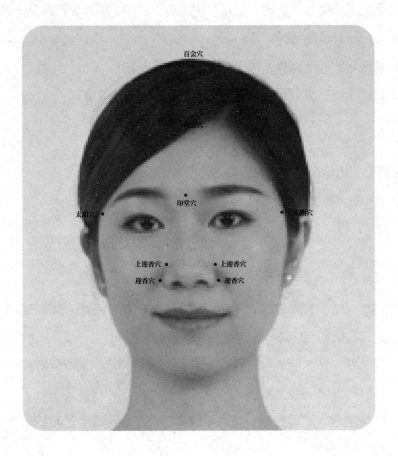

取穴

迎香穴：位于面部，在鼻翼外缘中点旁，当鼻唇沟中。

太阳穴：位于头部侧面，眉梢和外眼角中间向后约一横指的凹陷处。

神庭穴：位于头部，前发际正中直上0.5寸处。

百会穴：位于头顶正中线与两耳尖连线的交点处。

合谷穴：位于手背虎口处，当第1、2掌骨间，第2掌骨桡侧中点处。

「拯救」鼻咽炎

鱼际穴：位于手外侧，第1掌骨桡侧中点，赤白肉际处。

印堂穴：位于额部，在两眉头的中间。

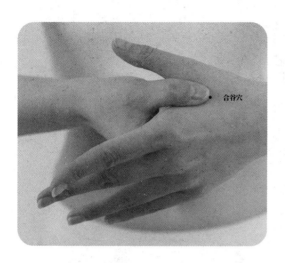
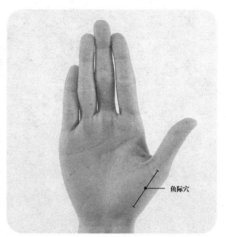

上迎香穴：位于面部、鼻翼软骨与鼻甲的交界处，近鼻唇沟上端处。

风池穴：位于颈部，两侧耳后发际下的凹窝内。

肺俞穴：位于背部，当第3胸椎棘突下，旁开1.5寸处。

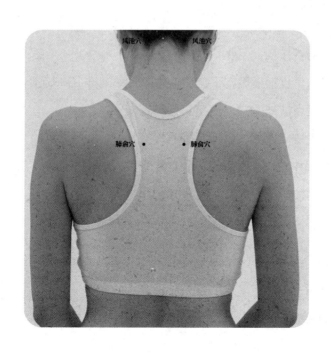

足三里穴：位于外膝眼下3寸，胫骨外侧约一横指处。

阴陵泉穴：位于小腿内侧，胫骨内侧髁下缘与胫骨内侧缘之间的凹陷处。

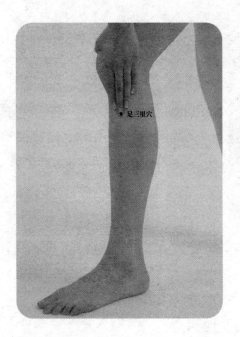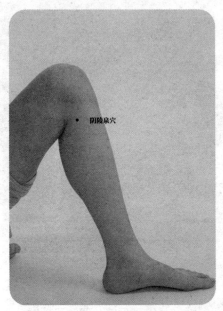

操作

1.用双手食指指腹按揉两侧的迎香穴、太阳穴，虚证明显逆时针按揉1分钟，实证明显顺时针按揉1分钟。

2.用一手拇指、食指指腹向下推至迎香穴，单向推10~15次。

3.用中指指腹点按神庭穴、百会穴各1分钟。

4.用拇指指腹按揉合谷、鱼际、风池穴各1分钟。

5.食指、中指并拢，按揉两侧肺俞穴各1分钟。

6.用拇指指腹按揉足三里、阴陵泉穴各1分钟。

功效

迎香、太阳、神庭、百会、风池等穴可宣通鼻窍、醒脑止痛，可有效缓解鼻塞、头痛等慢性鼻炎症状。合谷、鱼际、肺俞三穴都是清热通络的特效穴位。足三里、阴陵泉都是健脾要穴，有培土生金、健脾化湿的功效。

艾灸疗法

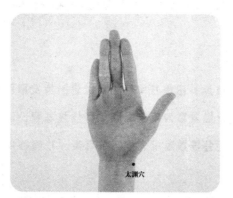

太渊穴

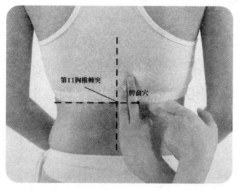

第11胸椎棘突
脾俞穴

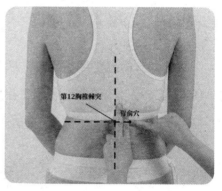

第12胸椎棘突
胃俞穴

常规用穴: 迎香、风池、百会穴。

穴位加减: 肺气虚者配肺俞、太渊穴,脾虚者配脾俞、胃俞、足三里穴。

取穴

太渊穴: 位于腕前横纹桡侧端,当桡侧腕屈肌腱与拇长展肌腱之间凹陷处。

脾俞穴: 位于背部,第11胸椎棘突下,后正中线旁开1.5寸处。

胃俞穴: 位于背部,第12胸椎棘突下,后正中线旁开1.5寸处。

操作

点燃艾条,距离穴位2~3厘米处施灸,以感到温热舒适、能耐受为度,并避免烫伤。每穴每次灸10分钟,隔天1次。

功效

补益气血,健脾益肺。改善肺脾气虚引起的慢性单纯性鼻炎。

三、慢性肥厚性鼻炎

慢性肥厚性鼻炎多由慢性单纯性鼻炎进一步发展而来，病情更重，特别是鼻塞程度已经发展为单侧或双侧持续性鼻塞，嗅觉也减退了。如果不及时调治，还会导致嗅觉失灵、中耳炎、耳鸣等疾病。

病因溯源及症状

中医认为，慢性肥厚性鼻炎亦属于"鼻室"范畴，多为内虚之证，脾肺气虚，使邪毒久留，气滞血瘀所致，在局部变化又有郁热、气虚、血瘀之别。所以，在治疗上既要补气扶正，还要祛邪。

证型	致病原理	主要症状	治疗原则	常用食、药材
肺胃郁热	由饮食不节，脏腑郁热内蕴，热邪循经上蒸，邪滞鼻窍所致	鼻塞，声重，流浊涕，嗅觉不灵，张口呼吸，伴有头两侧痛、口臭、小便黄、大便秘结等	清泻肺胃，通利鼻窍	辛夷、黄芩、连翘、浙贝母、杏仁、赤芍、火麻仁、栀子、薄荷、竹叶、枳壳、知母等
脾肺气虚	由肺卫不足或久病体弱，肺气耗伤；或饮食不节，劳倦过度，病后失养，损伤脾胃，致使脾肺两虚，湿浊滞留鼻窍所致	持续性鼻塞，嗅觉失灵，涕痰白黏、量多，鼻黏膜淡红肿厚，鼻甲肿实，鼻音重，伴倦怠懒言、体弱、舌淡苔白等	补益脾肺，化湿通窍	黄芪、白术、茯苓、党参、升麻、细辛、防风、白芷、石菖蒲、甘草等
气滞血瘀	由素体虚弱，或急性鼻炎未治愈，邪毒久留不去，阻塞鼻窍脉络，致使气血运行不畅所致	持续性鼻塞，鼻涕多黄稠或黏白，嗅觉迟钝，鼻音重，伴有头痛头胀、咳嗽多痰，听力下降等	行气活血，化瘀通窍	当归、桃仁、红花、川芎、莪术、三棱、苍耳子、白芷、辛夷等

生活起居调理

1.当出现鼻塞时，不要强行擤鼻，也不要用手指挖鼻。

2.每天早晨可用冷水洗脸，以增强鼻腔黏膜的抗病能力，虚证、瘀证、痰证病人除外。

3.保持室内空气新鲜、通畅，多开窗通气，注意避免粉尘及有害气体的长期刺激。

4.关注天气变化，及时增减衣物，以免感冒，加重病情。

5.保持大便通畅。

6.保持良好的心态，有利于肺气宣通，缓解鼻塞症状。

7.适当地做些力所能及的运动，如步行、慢跑、气功等，增加肺活量，增强体质和抗病能力。

注意啦！

切忌不遵医嘱，自行长期使用具有血管收缩作用的滴鼻剂，如麻黄素、滴鼻净等，以免疾病进一步发展，形成药物性鼻炎。

中医调养小偏方

1.局部消痔灵注射，须在医生指导下使用。

2.辛夷1.2克，麝香0.3克，一起研成细粉，装入干燥的瓶中，密封，备用。使用时，每次取少量药粉，用药棉包成棉球，塞入不通气的鼻腔内。每次30分钟，每天早晚各1次。如两个鼻腔都不通气，可交替塞药。可活血通窍，有效改善鼻塞症状。孕妇慎用。

3.口服中药：积雪草、当归尾、桃仁、红花、鱼腥草、益母草、路路通、升麻等。

中医饮食调养法

1.饮食宜清淡、易消化，忌食辛辣刺激性食物，戒烟酒。

2.多吃能健脾、益气、祛湿的食物，如鸡肉、牛肉、大枣、山药、薏米、白果、扁豆等。

3.气滞血瘀型患者可多些吃山楂、桃仁、乌梅等活血祛瘀之品。

4.肺胃郁热型患者宜多吃能清热的食物，如白萝卜、白菜、苦瓜、丝瓜、西瓜等。

5.痰湿患者少进食生冷、油腻食品。

推荐食疗方

1.麦冬煲老鸭

原料：麦冬12克，玉竹9克，炖好的鸭子1只。

做法：

将麦冬、玉竹煎汤取汁后，再与鸭子一起炖1小时左右。

功效：健脾滋阴。适用于慢性肥厚性鼻炎伴有口干、便秘者。

2.丝瓜藤煲猪瘦肉

原料：丝瓜藤5克，猪瘦肉50克。

调料：盐适量。

做法：

1.丝瓜藤洗净；猪瘦肉洗净，切小块。

2.二者一起放入锅中，加入适量清水煮汤，熟后加盐调味即可。

功效：饮汤吃肉，可清热祛火、解毒通窍。适用于慢性肥厚性鼻炎急性发作，见鼻流脓涕、头痛等症状。

简单有效的中医外治法

揉捏鼻部+穴位按摩

慢性肥厚性鼻炎患者平时应按摩鼻部，按揉迎香、上迎香、合谷等穴位，可以改善鼻部的血液循环，缓解鼻塞症状。

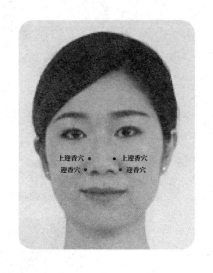

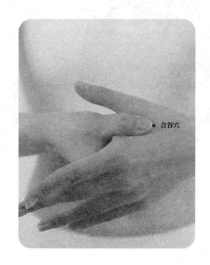

取穴

迎香穴：位于面部，在鼻翼外缘中点旁，当鼻唇沟中。

上迎香穴：位于面部，鼻翼软骨与鼻甲交界处，近鼻唇沟上端处。

合谷穴：位于手背虎口处，当第1、2掌骨间，第2掌骨桡侧中点处。

操作

1.用手指指腹在鼻部两侧自上而下地单向揉捏鼻部5分钟。

2.用两手食指的外侧来回搓鼻梁两侧，单向搓200次，手法宜重一些，以能忍受为宜。

3.用两手食指指腹分别揉按迎香穴、上迎香穴各1分钟。

4.用拇指和食指指腹上下揉动另一只手的合谷穴200次。

功效

散风清热，通利鼻窍。适用于肺胃郁热型慢性肥厚性鼻炎。

第二章 鼻炎种类多，肺脾肾同治很重要

刮痧疗法

肺脾气虚型慢性肥厚性鼻炎患者可通过在印堂、迎香、合谷、脾俞、足三里等穴位上刮痧，来达到健脾益气、扶正通窍的效果。

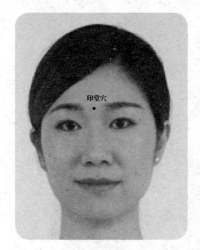

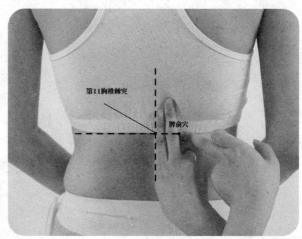

取穴

印堂穴：位于额部，在两眉头的中间。

脾俞穴：位于背部，当第11胸椎棘突下，旁开1.5寸处。

足三里穴：位于外膝眼下3寸，胫骨外侧约一横指处。

操作

先清洁局部皮肤，然后用刮痧板蘸取润滑剂，自上而下刮擦各穴，轻刮慢点（穴），以皮肤潮红为度。

功效

印堂、迎香穴善通鼻窍；合谷是大肠经的原穴，能调节足阳明经经气；脾俞穴能健脾益气，扶正通窍；足三里穴可补中益气、通经活络、疏风化湿、扶正祛邪。

●穴位贴敷疗法

配方：白芥子、细辛、辛夷、苍耳子各等分，生姜适量。

做法：前4味药共研为细末，用生姜汁调匀，制成7个药饼。

选穴：大椎、肺俞、脾俞穴。

贴敷：把药饼烘热，贴敷于各个穴位处，外用纱布覆盖，以胶布固定。

用法：每年农历头伏、中伏、末伏的第一天进行贴敷，每次贴敷1~2小时。

功效：冬病夏治，调补阳气。

注意啦！

敷贴前，患者应洗澡或作局部清洗，敷药期间切忌洗澡，忌长时间待在空调房里，禁食生冷、荤腥等食品。

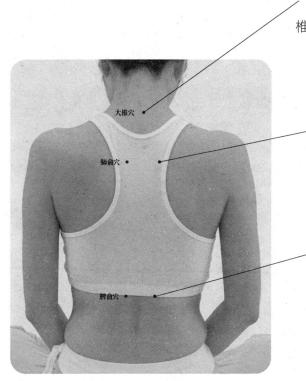

大椎穴：位于背部，第7颈椎棘突下凹陷中。

肺俞穴：位于背部，当第3胸椎棘突下，旁开1.5寸处。

脾俞穴：位于背部，当第11胸椎棘突下，旁开1.5寸处。

四、萎缩性鼻炎

　　萎缩性鼻炎是一种发展缓慢的鼻腔慢性炎性疾病，鼻腔黏膜，包括黏膜下血管、腺体、骨质等出现萎缩，特别是鼻甲会出现萎缩。在秋季及寒冷干燥地区发病率高，严重者呼气常有特殊臭味，自己无法感知，因此又称为"臭鼻症"。原发性萎缩性鼻炎多青春期起病，年轻人患病率更高。如果不及时治疗，黏膜萎缩性病变可发展至咽部、喉部，分别引起萎缩性咽炎、萎缩性喉炎。

病因溯源及症状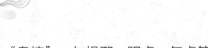

　　在中医学中，萎缩性鼻炎称为"鼻槁"，与燥邪、阴虚、气虚等有关，临床上主要分为2个证型。

证型	致病原理	主要症状	治疗原则	常用食、药材
肺虚邪滞	脏腑虚弱，鼻气不利	鼻塞多为间歇性，时轻时重，鼻涕白黏、量多，遇寒加重。可伴有气短无力，大便不成型，鼻黏膜淡红、肿胀	祛邪补肺，润燥散邪	杏仁、荆芥、银耳、黄芪等
气滞血瘀	邪滞鼻窍日久，瘀积于鼻，不知香臭	持续性鼻塞，鼻涕黏稠，不易擤出，嗅觉迟钝，甚至香臭难辨，伴头昏、耳鸣、记忆力减退、鼻黏膜充血、鼻甲肿大，声音重浊，舌质暗红等	活血化瘀，润燥通窍	桃仁、大枣、红花、老葱、生姜等

生活起居调理

1.保持鼻腔清洁湿润，可用温生理盐水冲洗鼻腔，去除脓痂，既能避免滋生细菌，同时能增强纤毛活动，促进鼻黏膜增生，改善症状。

2.保持生活环境的整洁，室内常洒水，保持空气湿润。

3.改善工作环境，避免长时间接触粉尘、有害气体等刺激性物质，减少对鼻黏膜的刺激；如果在干燥或粉尘环境下工作，要戴好口罩。

4.坚持适度的室内运动，如八段锦、瑜伽等，以增强体质，预防感冒。

5.避免过度疲劳，保证充分休息。

6.秋季要注意保暖，适时增减衣物，避免伤风感冒的发生。

7.不要到不卫生的游泳池、江河湖水中游泳，防止污水呛入鼻腔。

8.只要症状持续存在，应每年至少进行2次鼻镜检查，监测病情变化。

9.避免使用减充血剂类药物，以免加重鼻黏膜萎缩。

10.如果鼻部受了外伤，要及时去医院诊治，防止感染。

注意啦!

如果鼻腔内分泌物形成顽固痂皮，很难清除时，应由专业的耳鼻喉科医生或接受过鼻内镜操作培训的医师来处理，切忌自己强行清除，以免操作不当而引起过多出血，造成更严重的后果。

中医调养小偏方

1.枣肉、杏仁、姜汁、蜂蜜、饴糖各适量，微火煎，每次口服1匙。

2.白芷、当归、川芎、细辛、辛夷、桂心、薰草，捣碎，以苦酒渍一宿，用猪脂膏熬制，以白芷色黄为度，膏成去渣。每次取少许点鼻中，或用棉花裹好纳入鼻中。

第二章 鼻炎种类多，肺脾肾同治很重要

中医饮食调养法

1.多吃富含维生素的新鲜蔬菜，保护抵抗力，预防感冒。

2.多吃具有润肺通窍作用的食物，如梨、百合、杏仁、鸭肉、银耳等。

3.多喝水，尤其是可以养阴清热的茶水，如菊花茶、百合茶、枸杞茶等。

4.脾气虚者可多吃能健脾益气的食物，如薏米、糯米、大枣、山药等。

5.忌食辛辣、燥热之品，如辣椒、胡椒、羊肉等。

6.戒烟酒。

推荐食疗方

1. 鲫鱼汤

原料：鲫鱼100克，大枣5枚，黄花30克，白术15克，苍耳子、白芷各10克。

调料：生姜3片，盐、植物油各适量。

做法：

1.鲫鱼洗净，用热油两面稍煎，待用；大枣去核，洗净。

2.将鲫鱼、黄花、白术、苍耳子、白芷、生姜片一起放入砂锅内，加入适量清水煲汤，最后加盐调味即可。

功效：扶正祛邪，补中通窍。主治脾气虚弱型慢性萎缩性鼻炎。

2. 赤小豆桂圆羹

原料：赤小豆30克，桂圆肉6克，鹌鹑2只。

调料：盐适量。

做法：

1.赤小豆洗净，用清水浸泡2小时；鹌鹑收拾干净。

2.将泡好的赤小豆、桂圆肉、鹌鹑一起放入砂锅中，加入适量清水，煮至鹌鹑烂熟，加盐调味即可。

功效：健脾除湿，益气养血。适用于脾气虚弱型萎缩性鼻炎。

拔罐疗法

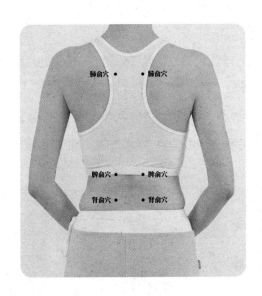

准备

火罐，镊子，酒精，棉球。

取穴

肺俞穴：位于背部，第3胸椎棘突下，后正中线旁开1.5寸处。

肾俞穴：位于背部，第2腰椎棘突下，后正中线旁开1.5寸处。

脾俞穴：位于背部，第11胸椎棘突下，后正中线旁开1.5寸处。

操作

1.先用干净毛巾、温水将穴位处擦净。

2.取口径合适的玻璃罐，用镊子夹酒精棉球点燃，放入火罐内壁中段绕1~2圈后迅速退出，并及时将罐扣在各穴位上，隔天1次，1个月为1个疗程。

功效

肺俞穴可解表宣肺、清热理气；肾俞穴是肾的背俞穴，调肾气、强腰脊、聪耳目；脾俞穴能补脾虚、健脾利湿。

艾灸疗法

常规用穴：足三里、鱼际、合谷、肺俞穴。

穴位加减：脾虚者加脾俞穴；肾虚者加肾俞穴。

取穴

足三里穴：位于外膝眼下3寸，胫骨外侧约一横指处。取穴时，弯腰，将同侧手的虎口围住髌骨外上缘，其余4指向下，中指指尖处即是。

鱼际穴：位于手外侧，第1掌骨桡侧中点，赤白肉际处。

合谷穴：位于手背虎口处，第1、2掌骨间，第2掌骨桡侧中点处。

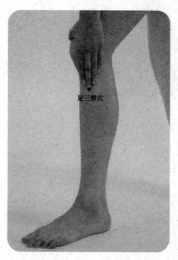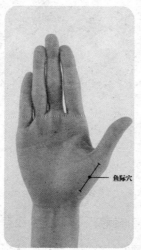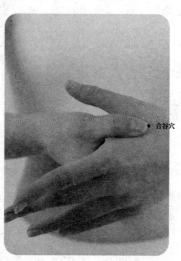

操作

将生姜切成0.2~0.3厘米厚的片，在生姜片上扎出数个小孔，覆盖在穴位上，将点燃的艾条放在姜片上，对准穴位处施灸。每穴灸3壮，以皮肤潮红为度，每天1次或隔天1次，10次为1个疗程。偏于血瘀的患者，可将红花捣碎，与面粉和在一起，制成红花饼，置于合谷穴，艾灸，方法同前。病程长者，可在医生指导下调整灸量。

功效

通经活络，疏通鼻窍。

刮痧疗法

常规用穴: 风门、肺俞、大椎、神道穴。

穴位加减: 肾虚者加肾俞、命门穴; 脾虚者加脾俞、足三里穴。

取穴

风门穴: 位于背部, 第2胸椎棘突下, 后正中线旁开1.5寸处。

大椎穴: 位于脊柱区, 颈部下端, 第7颈椎棘突下凹陷中。

神道穴: 位于背部, 第5胸椎棘突下凹陷中, 后正中线上。

命门穴: 位于腰部, 后正中线上, 第2腰椎棘突下凹陷中 (和肚脐眼相对的位置)。

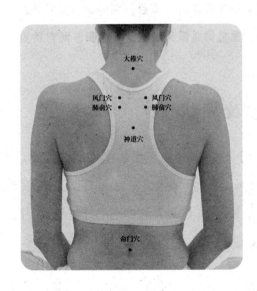

操作

1.先把局部皮肤清洁干净。

2.用刮痧板蘸取润滑剂, 自大椎穴向下刮至神道穴, 再慢慢地轻刮, 以皮肤潮红、皮下有感为度。

3.以肺俞为起点, 向下刮约3~5寸。

功效

刮痧可以使局部皮肤处于充血状态, 毛细血管通透性改变, 促进血液循环, 还可以刺激神经内分泌系统, 改善鼻部微循环, 从而减轻鼻部症状。

五、过敏性鼻炎

过敏性鼻炎，又称"变态反应性鼻炎"，是鼻腔黏膜的过敏性疾病。临床上，过敏性鼻炎有两种，一种是呈季节性的，多发生在春季、夏季和秋季，称为"季节性过敏性鼻炎"，通常是由花粉、柳絮等引起的，所以又叫"花粉症"或"花粉热"。还有一种是长期反复发作的，一年中任何时候都可能发病，而且经久不愈，这种称为"常年性过敏性鼻炎"，症状轻重会随着吸入过敏原的量和时间有所变化。

病因溯源及症状

现代医学认为，过敏性鼻炎主要是由遗传、过敏原、环境因素等导致的。在中医学里，过敏性鼻炎称为"鼻鼽"，表现在肺和鼻，但与脾、肾也有密切关系。临床上，主要四种证型。经过系统中医治疗，或者中西医结合治疗，可使症状消失，回归正常生活。

证型	致病原理	主要症状	治疗原则	常用食、药材
肺气虚寒	肺气虚寒，则卫表不固，腠理疏松，风寒邪气乘虚而入，聚集在鼻窍，使肺气不宣，津液停聚所致	鼻痒，频繁打喷嚏，清涕如水，鼻塞，嗅觉减退，伴畏风怕冷、自汗、气短懒言、咳嗽痰稀等	温肺散寒，益气固表	细辛、荆芥、人参、甘草、诃子、桔梗、鱼脑石、银耳、白果等
脾气虚弱	脾为后天之本，脾气虚则水谷津液化生不足，使鼻窍失养，外邪或异气从口鼻侵袭，停聚于鼻窍所致	鼻痒，喷嚏突发，清涕连连，鼻塞，伴面色萎黄无华、消瘦、食少纳呆、腹胀便溏、四肢倦怠乏力等	健脾益气，升阳通窍	人参、黄芪、白术、炙甘草、陈皮、当归、升麻、柴胡、猪肚、芡实、山药等

证型	致病原理	主要症状	治疗原则	常用食、药材
肾阳不足	由肾阳不足，则摄纳无权，气不归元，温煦失职，腠理、鼻窍失于温煦所致	清涕长流，鼻痒，喷嚏频频，鼻塞，面色苍白，形寒肢冷，腰膝酸软，神疲倦怠，小便清长等	温补肾阳，化气行水	肉苁蓉、附子、茯苓、白术、干姜、白芍、鳝鱼、枸杞等
肺经郁热	肺经素有郁热，使肺失肃降，邪热上犯，聚集在鼻窍，导致肺气不宣，津液骤停	鼻痒，频繁打喷嚏，流清涕，鼻塞，鼻黏膜红或暗红，鼻甲肿胀，常在闷热天气发作，伴咳嗽、咽痒等	清宣肺气，通利鼻窍	黄芩、栀子、石膏、知母、桑白皮、辛夷、枇杷叶、升麻、百合、麦冬、芦根、鱼腥草、白茅根等

生活起居调理

1.对真菌、尘螨过敏者，应做好居家环境的卫生，保持室内清洁、干爽。

2.对花粉过敏者必须出门时，一定要做好防护措施，戴上口罩、专门的防护镜等。

3.对动物毛屑过敏达"6级"者，应尽量避免接触动物。

4.多安抚与鼓励患者，帮助其调节情绪，保持乐观积极，有利于肺气宣通。

5.注意保护好鼻黏膜，避免受到刺激性气体激惹。

6.鼻涕较多时，要注意采用正确的擤鼻涕方法：用手指压住一侧鼻孔，由另一侧将鼻涕向外擤出，然后用相同的方法再擤另一侧，切忌两侧同时擤，避免损伤耳朵。

7.可以选择耳穴按压、皮内针、针刺等物理方式，缓解流鼻涕等症状。

中医调养小偏方

可以选择药物灸，根据症状确定证型，在医生指导下确定药方，打粉后按比例与艾绒混合，卷成纸卷，可以选择肺俞、合谷等穴位熏灸。每次10~15分钟，以鼻窍畅通为主。

中医饮食调养法

1.多吃温热性食物，如红糖、桂圆、韭菜、生姜、葱白等。

2.肺气虚寒者，多吃能健脾补肾的食物，如糯米、黑米、紫米、山药、大枣、薏米等。

3.脾气虚弱者，多吃能收敛固肺的食物，如乌梅、百合、莲子等。

4.忌食易致过敏的食物，如坚果、海鲜等。如果没有明确过敏原，不须忌口。

5.发作期间忌食生冷、辛辣、刺激性食物。

6.忌食经特殊处理或加工精制的食物、人工色素。

推荐食疗方

1. 葱白百合汤

原料: 葱白3段，百合30克。

调料: 生姜3片，盐少许。

做法:

将百合洗净，与葱白段、生姜片一起放入锅中，加入适量清水，大火煮沸后，用小火煎煮20分钟，加盐调味即可。

功效: 温肺通窍，固肺敛液。可缓解过敏性鼻炎引起的鼻塞、鼻痒、流涕等症状。

2. 百合银耳羹

原料: 百合50克，银耳10克。

调料: 冰糖适量。

做法:

1.将百合掰成小瓣，洗净；银耳用冷水泡发，撕成小朵。

2.砂锅内加足量的水，放入银耳大火煮开后，转小火煮2小时。

3.加入百合及适量冰糖，煮5分钟左右即可。

功效: 健脾养胃，益气养血，滋阴润肺。

简单有效的中医外治法

熏鼻法

配方：辛夷、藿香、炒苍耳子、川芎、石菖蒲、茯苓、薄荷、细辛各等分。

方法：

1.将所有药物一起放入砂锅中，加入适量清水，大火煮沸后，转小火煎煮15~20分钟，滤渣取汁。

2.将药汁倒入杯中，放在鼻腔下方，用鼻子吸气，用嘴呼气，让水蒸气进入鼻孔内部。

功效：方中以辛温药为主，辛能通利鼻窍，温能散寒，加上藿香、炒苍耳子、茯苓等药的祛湿功效，每天用此法熏鼻子，就可以缓解鼻腔内水肿，起到通利鼻窍的作用。疗程为10天左右。

注意啦！

熏鼻时，不要距离药汁太近，以免烫伤。

塞鼻法

配方：鹅不食草30克，香油若干。

方法：

1.将上药研成细粉末，备用。

2.将棉球浸入香油，拧干，铺开，包少许药粉，卷成细条。

3.将棉条塞入鼻孔，10~30分钟后取出，每天1次。

功效：祛风散寒，通利鼻窍，解毒消肿。缓解鼻塞、流涕症状。

注意啦！

塞棉条的时候，要注意不能塞得太深，以免对鼻腔造成损伤。棉花在鼻腔停留的时间也不宜过长，以不影响呼吸为度。

耳压法

准备

酒精（或碘伏）、棉球或棉签、耳豆、镊子。

常规耳部用穴

外鼻：位于耳屏外侧面正中稍前，耳屏1、2区之间。

肺：位于耳甲腔中央周围，耳甲14区。

肾上腺：位于耳屏游离缘下部尖端，即耳屏2区后缘处。

风溪：位于耳轮结节前方，指与腕之间，耳舟1、2区交界处。

内分泌：位于耳甲腔底部，屏间切迹内，耳甲18区。

神门：位于三角窝的后1/3上部，即三角窝4区。

穴位加减

脾气虚弱者加贴脾、胃；肺气虚寒者加贴大肠；肾阳不足者加贴肾、膀胱。

脾：位于耳甲腔的后上部，耳甲13区。

胃：位于耳轮脚消失处，即耳甲4区。

大肠：位于耳轮脚等处，耳甲7区。

肾：位于对耳轮下脚下方的后部，耳甲10区。

膀胱：位于对耳轮下脚下方的中部，耳甲9区。

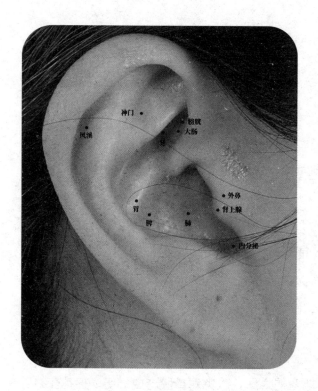

操作

先给一侧耳郭消毒，选3~5个主穴，1~2个配穴，用镊子夹取一贴耳豆，对准穴位贴好，然后用拇指和食指指腹按压籽粒1~2分钟，以能忍受为度。

功效

疏通经络，益气固表，调理气血，恢复脾、肺、肾三脏功能，防治过敏性鼻炎。

注意啦!

1.耳豆贴好后，要每天按压3~5次，每次1~3分钟。

2.耳豆每2天更换1次，两耳交替进行，10天为1个疗程，疗程之间间隔1天，以3个月为1个治疗期。

穴位按摩法

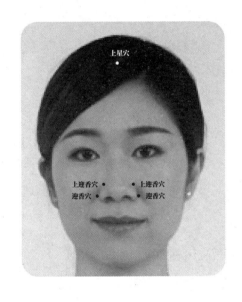

取穴

迎香穴：位于面部，在鼻翼外缘中点旁，当鼻唇沟中。

上迎香穴：位于面部，鼻翼软骨与鼻甲交界处，近鼻唇沟上端处。

上星穴：位于头部，当前发际正中直上1寸。

操作

1.用双手食指指腹分别按揉两侧的迎香穴、上迎香穴各2分钟。

2.用中指指端按住上星穴，稍用力点按，每次1~2分钟。

功效

通利鼻窍。有效缓解过敏性鼻炎引起的鼻塞、流涕、打喷嚏等症状。

拔罐疗法

准备

艾条，火罐，镊子，酒精，棉球。

取穴

风池穴：位于后颈部，枕骨之下，两侧耳后发际角的凹窝内。

肺俞穴：位于背部，第3胸椎棘突下，后正中线旁开1.5寸处。

曲池穴：位于肘横纹外侧端，屈肘成直角，当尺泽穴与肱骨外上髁连线中点凹陷处。

外关穴：位于腕背横纹上2寸，前臂背侧尺骨、桡骨之间的凹陷处。

方法

拔罐时间不宜过长，小于5分钟，以补法为主。

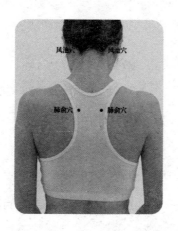 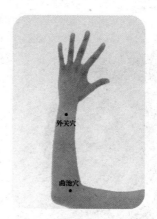

操作

1.点燃艾条，温灸各穴5~10分钟，以皮肤有温热感为宜。

2.用镊子夹起一个棉球，蘸上酒精点燃，将点燃的棉球放入罐内迅速旋转一下再抽出，然后迅速将罐子扣在应拔的穴位处，即可吸住。

3.留罐5分钟，然后一手将罐向一面倾斜，另一手按压罐附近的皮肤，使空气经缝隙进入罐内，即可取下罐子。每天1次，5次为1个疗程。

功效

清热解表，疏风散热。

穴位敷贴疗法

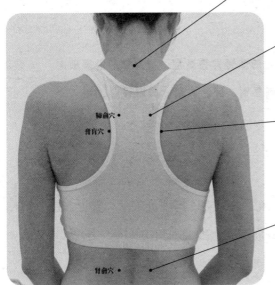

大椎穴：位于背部第7颈椎棘突下凹陷中。

肺俞穴：位于背部，第3胸椎棘突下，后正中线旁开1.5寸处。

膏肓穴：位于背部，第4胸椎棘突下，后正中线旁开3寸处。

肾俞穴：位于背部，第2腰椎棘突下，后正中线旁开1.5寸处。

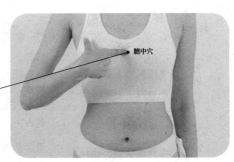

膻中穴：位于胸部的正中线上，两乳头之间连线的中点。

穴位敷贴

配方：白芥子，甘遂、白芷、细辛、附子各等分。

制作：上药共研成细末，过滤后装入干净的瓶中，密封，备用。

选穴：肺俞、膏肓、肾俞、膻中、大椎穴。

贴敷：取药末适量，用新鲜生姜汁调和成泥糊状，贴敷于上述穴位，外用医用纱布和胶布固定。皮肤薄者可用糯米粉代替生姜汁。

用法：每次贴敷1小时，隔天贴1次，3次为1个疗程。

功效：温肺通络，行气活血。

六、鼻窦炎

鼻窦炎是指发生在鼻窦黏膜的非特异性炎症，对身体的危害极大，如不及时治疗，久之往往会影响气管、肺、大脑、眼睛等。

病因溯源及症状

在中医学里，鼻窦炎称为"鼻渊"，有实证与虚证之分，实证多由外邪侵袭，导致肺、脾胃、肝胆等脏腑病变而发病；虚证则多由肺脾气虚，邪毒久困，凝聚于鼻窍而致。临床上，主要有6个证型。

证型	致病原理	主要症状	治疗原则	常用食、药材
外邪侵袭	由风热袭表伤肺，或风寒入里化热，内犯于肺，使肺失宣降，邪热循经上壅鼻窍所致	鼻塞，鼻涕量多而白黏或黄稠，嗅觉减退，头痛，伴有发热恶风、咳嗽痰多等	疏风清热，宣肺通窍	金银花、连翘、荆芥、薄荷、牛蒡子、豆豉、桔梗等
胆腑郁热	邪热犯胆，胆热上蒸鼻窍，或情志不遂，气郁化火，胆火循经上犯，伤及鼻窍所致	鼻涕脓浊、量多、色黄或黄绿，或有腥臭味，鼻塞，嗅觉减退，头痛剧烈，伴有咽干、口苦、烦躁易怒等	清泻胆热，利湿通窍	柴胡、龙胆草、黄芩、栀子、泽泻、车前子、生地黄、佛手等
脾胃湿热	由饮食不节，过食肥甘厚味，湿热内生，使脾胃运化失常，湿热邪毒循经熏蒸鼻窍所致	鼻塞重而持续，鼻涕黄浊而量多，嗅觉减退，头昏闷，伴有胸脘痞闷、头重胀、食欲不振、小便带黄等	清热利湿，化浊通窍	藿香、石菖蒲、白豆蔻、薄荷、滑石、茵陈、黄芩、连翘、贝母、射干等
肺经郁火	肺脏素有蕴热，或外受邪热，邪热壅肺，肺失宣畅，邪热上扰鼻窍与头	鼻塞，涕黏稠色白或黄稠，不易擤出，或涕中带血，头昏痛，嗅觉减退	清宣肺脏，泻热通窍	桑白皮、地骨皮、杏仁、紫菀、款冬花、甘草、粳米

证型	致病原理	主要症状	治疗原则	常用食、药材
肺气虚寒	久病体弱或病后失养，导致肺气虚损，肺卫不固，外邪入侵而无力抵抗，使邪滞鼻窍所致	鼻塞或重或轻，遇冷加重，鼻涕黏白量多，不时打喷嚏，嗅觉减退，气短乏力，语声低微，面色苍白等	温补肺脏，散寒通窍	麻黄、黄芪、白芷、当归、薏米、白芥子、葛根、辛夷、苍耳子等
脾气虚弱	脾气虚弱，气血精微生化不足，使鼻窍失养，加之脾虚使湿浊内生，凝聚于鼻窍所致	鼻涕白黏或黄稠，量多，嗅觉减退，鼻塞较重，头昏重或闷胀，伴有食少纳呆、腹胀、大便不成形、肢体沉重等	健脾利湿，益气通窍	人参、白术、茯苓、甘草、山药、扁豆、薏米、砂仁、桔梗等

生活起居调理

1.多休息，保持室内空气流通，要避免直接吹风。

2.注意保暖，避免吸入干燥的冷空气，外出注意戴口罩。

3.注意鼻腔卫生，鼻腔有分泌物时要轻柔擤鼻涕，按塞一侧鼻孔稍稍用力外擤，之后交替擤。鼻涕过浓时以盐水洗鼻，避免伤及鼻黏膜。注意盐水的使用，不可过于频繁。

4.睡觉时可将头部稍抬高，有利于鼻腔引流。

5.经常进行体育锻炼，提高自身抵抗力，但急性鼻窦炎期间避免游泳、跳水等活动。

6.急性鼻窦炎患者不宜乘坐飞机，以免鼻窦内的积液因高压进入咽鼓管内，而引发中耳炎。

7.如有过敏症状，应尽量避免接触过敏原。

中医调养小偏方

1.葱白10克捣烂，绞汁，涂在鼻、唇之间，每天2次；或用开水冲后，趁有热气熏口鼻。可祛风通窍，缓解鼻塞症状。

2.丝瓜藤200克，烧灰存性，研细末，每次取3~5克，用温黄酒调服。

中医饮食调养法

1.饮食宜清淡、易消化，忌食生冷、肥甘厚味、辛辣刺激性食物，戒烟酒。

2.多吃有助于改善症状的新鲜蔬菜，热证可以选择梨、百合、银耳；寒证、虚证可以选择玉兰花、胡椒等。

3.多补充蛋白质，虚证、寒证可选择鸡肉、羊肉、牛肉，热证可选择鸡肉、鱼肉等。

4.多喝水，有利于将倒流入咽喉部的炎性分泌物稀释排出，也可选择代茶饮。

推荐食疗方

参苓粥

原料：党参、白茯苓各20克，生姜10克，白芷6克，大米100克。

做法：

1.将党参、白茯苓、生姜、白芷浸泡30分钟后，水煎去渣，取药汁。

2.大米淘洗干净，放入药汁中煮成粥即可。

功效：健脾益气，散寒通窍。适用于脾气虚弱型慢性鼻窦炎。

扫码获取

✓耳鼻咽喉科普课　✓鼻咽炎预防指南
✓经络养生与康复　✓运动健康记录本

简单有效的中医外治法

局部热敷

用热毛巾热敷鼻部、面部，每天2次，每次15分钟，可以促进局部血液循环，促进鼻窦炎症的消退，改善相关症状。

中药熏蒸

鱼腥草、金银花、辛夷、防风、藿香、白芷、黄芩各等分，煎煮药汁，熏蒸鼻部，以不烫伤鼻黏膜为度。

熏鼻法

辛夷、白芷、苍耳子各等分，烘干研粉，用棉球包裹，置于鼻内（一侧鼻孔），等3~5分钟，换另一侧，每天1~2次，连续1~15天。

吹鼻法

1.取煅鱼脑石、冰片，比例为3:1，研成细末，借助细管吹入鼻内，或使用中医专用器具。

2.黄连、辛夷各3克，冰片0.6克，共研细末，取适量药末吹入鼻腔，每天2~4次，可清热解毒、消肿通窍。适于急性鼻窦炎者。以上方剂，冰片过敏者请在医生指导下使用。

塞鼻法

配方：苍耳子、辛夷各6克，葱白15克。

制作：

1.先将前2味药加水180毫升，煎至60毫升；再将葱白汁兑入，备用。

2.用消毒棉球薄蘸上药汁，塞入患侧鼻孔。若双侧都有炎症，则轮换塞药。

功效：散寒通窍，祛风散湿。有效改善鼻窦炎所致的脓涕多、头痛等症状。

穴位按摩法

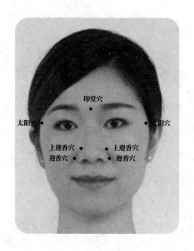
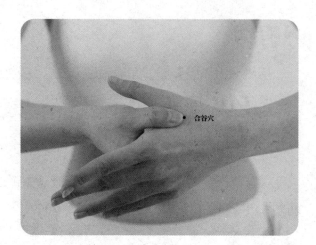

印堂穴：位于额部，在两眉头的中间。

太阳穴：位于头部侧面，眉梢和外眼角中间向后约一横指的凹陷处。

迎香穴：位于面部，在鼻翼外缘中点旁，当鼻唇沟中。

上迎香穴：位于面部，鼻翼软骨与鼻甲交界处，近鼻唇沟上端处。

合谷穴：位于手背虎口处，当第1、2掌骨间，第2掌骨桡侧中点处。

操作

1.用中指指端用力按揉印堂穴2分钟。

2.用双手拇指指端用力按揉两侧太阳穴2分钟。

3.用双手食指指腹分别按揉两侧迎香、上迎香穴，每穴每次2分钟。

4.用拇指指端按揉合谷穴，稍用力，做轻柔和缓的环旋转动，以局部有酸胀感为宜，每穴每次2分钟。

功效

清热解表，疏散风热，通利鼻窍，活血止痛。适用于肺经风热所致的急性鼻窦炎。

刮痧疗法

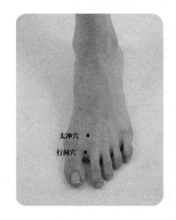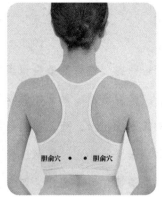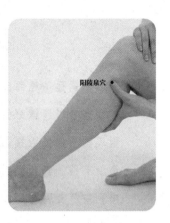

取穴

太冲穴：位于足背侧，第1、2跖骨结合部之前凹陷处。

行间穴：位于足背侧，第1、2趾之间，趾蹼缘后方的皮肤深浅颜色交界处。

胆俞穴：位于背部，第10胸椎棘突下，旁开1.5寸处。

阳陵泉穴：位于小腿外侧，当腓骨小头前下方凹陷中。

操作

1.先把局部皮肤清洁干净。

2.用刮痧板蘸取刮痧油，从行间穴向太冲穴单向刮拭，反复刮3分钟。

3.用刮痧板蘸取润滑剂，自上而下单向刮擦胆俞、阳陵泉穴，每穴每次刮10~20次，以出痧为度。

功效

太冲穴、行间穴分别是肝经的原穴和荥穴，可有效清泻肝胆实火。胆俞穴为胆之背俞穴，具有疏通气血、疏肝利胆的功效。阳陵泉穴是胆的下合穴，"合治内腑"，因此常刮此穴，可疏调肝胆、清热利湿、祛风散邪。适用于胆腑郁热型急性鼻窦炎。

七、血管运动性鼻炎

血管运动性鼻炎，也称为"血管舒缩性鼻炎"，是一种非特异性过敏反应，以连续打喷嚏、鼻流清涕、鼻痒、发作时间不定的鼻塞等为主要表现，与过敏性鼻炎的症状相似，面部压迫感明显，伴有头痛，且没有季节性，容易受温度及湿度的变化、疲劳、精神刺激、烟雾、烟尘、冷暖空气交替等影响，且病情会迅速变化，对患者的日常生活和工作影响很大。

病因溯源及症状

在中医学里，血管运动性鼻炎也属于"鼻鼽"的范畴，多由脏腑功能失调所致，临床上分为4种证型。

证型	致病原理	主要症状	治疗原则	常用食、药材
肺经郁热	肺经素有郁热，使肺失肃降，邪热上犯，聚集在鼻窍，导致肺气不宣，津液壅停所致	鼻塞，鼻痒，流清涕，喷嚏频作，常在闷热环境下发作，可伴咳嗽、咽痒、口干、舌质红、苔黄等	清宣肺气，通利鼻窍	辛夷、甘草、石膏、知母、栀子、黄芩、枇杷叶、升麻、百合、麦冬等
脾气虚弱	由脾失健运，水津输布失常，湿浊停滞，上犯鼻窍所致	打喷嚏，流清涕，鼻塞重，鼻痒，伴面色萎黄、消瘦、倦怠乏力、神疲气短、腹胀、便溏，舌胖淡、边有齿印，苔白腻等	健脾补气，升阳通窍	黄芪、甘草、人参、当归、陈皮、升麻、柴胡、白术等

证型	致病原理	主要症状	治疗原则	常用食、药材
肺气虚弱	肺气虚弱，卫表不固，风寒乘袭，宣肃无权，通调失职，致水湿停滞，犯及鼻窍	稍触风寒，即喷嚏频作，清涕淋漓，鼻塞不畅，伴有畏风自汗、气短乏力、易感冒等	益气固表，疏风散寒，通窍止涕	生晒参、黄芪、炒白术、青防风、细辛、藿香、鱼脑石、诃子、北五味子、玉桔梗等
脾肾阳虚	脾肾阳气不足，失于温煦，摄纳无权，致水湿内聚，上逆鼻窍	动辄喷嚏频作，清涕多，鼻塞或轻或重，冬天更易发作，常伴有形寒肢冷、神疲腰酸等	温肾健脾，化浊通窍	潞党参、淡附片、肉桂、山萸肉、炒苍术、炒白术、淮山药、陈皮、桔梗、煨益智仁等

生活起居调理

1.多关注天气变化，衣着应适宜，避免受冷空气刺激。

2.尽量避免骤然进出冷热悬殊环境，以免刺激鼻黏膜而发病。

3.做好家居卫生，并经常通风换气、晾晒衣物。

4.要保持心情愉快、情绪稳定，不要过度疲劳与紧张。

5.坚持适当的户外锻炼，比如慢跑、饭后散步，也可以在室内多做静心运动，如八段锦、太极拳、瑜伽等，以增强身体的抵抗力。

6.已知致敏原者，尽量设法避免接触。

7.保持鼻腔湿润，切忌用手挖鼻孔、拔鼻毛或剪鼻毛等，以免损害鼻毛和鼻黏膜，引起鼻腔内化脓性感染。

8.平时多按摩穴位，如合谷、迎香、列缺等，促进局部血液循环，有助于增强鼻的功能。

中医调养小偏方

取蜂房适量，将蜂房挤出糖汁后，嚼食糖汁。每天或隔天1次，每次30克，连用5~6天。可健脾益气，主要辅助治疗脾气虚弱型血管运动性鼻炎。

中医饮食调养法

1.饮食宜清淡、易消化，多喝水，忌食生冷、油腻、煎炸、辛辣食物，戒烟酒。

2.忌食能明确引起自己过敏的食物。

3.多吃富含B族维生素、维生素C、胡萝卜素的新鲜蔬菜、谷类，保持免疫力。

4.平时可适当多吃些有养阴润燥或补脾益肺作用的食物。

5.肺经郁热者宜吃养阴润肺的食物，如白萝卜、银耳、生莲藕等。

6.脾气虚弱者宜吃能健脾益气的食物，如大枣、山药、薏米等。

7.脾肾阳虚者宜吃能温阳的食物，如核桃、羊肉、韭菜、海虾等。

推荐食疗方

黄芪百合粥

原料：黄芪、百合各30克，大米100克。

调料：红糖适量。

做法：

1.将黄芪、百合分别洗净，放入锅中，加清水适量，用小火煎煮约30分钟，滤渣取汁。

2.将大米淘洗干净，放入药汁中煮成粥，最后加红糖调味。

功效：健脾益气、润肺滋阴。可调理脾肺气虚或肺气虚弱引起的血管运动性鼻炎。

简单有效的中医外治法

穴位按摩法

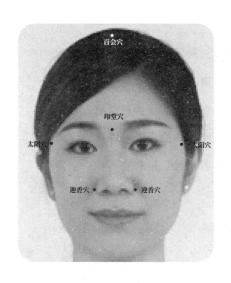

取穴

百会穴：位于头顶的正中线与两耳尖连线交点处。

印堂穴：位于额部，在两眉头的中间。

太阳穴：位于头部侧面，眉梢和外眼角中间向后约一横指的凹陷处。

迎香穴：位于面部，在鼻翼外缘中点旁，当鼻唇沟中。

操作

1.从鼻根向下单向按摩鼻部，直至局部发热。

2.用中指指腹按揉百会、印堂穴各3分钟。

3.用两手食指指腹分别按揉两侧迎香、太阳穴各2~3分钟。

功效

通利鼻窍。

八、药物性鼻炎

药物性鼻炎，又称为化学性鼻炎，就是长期不恰当的鼻腔用药引起的一种药物不良反应，如长期使用血管收缩剂等药物，致使鼻黏膜对药物形成依赖，表现为症状加重等，如越来越重的双侧持续性鼻塞，分泌物增多，鼻内干燥，有烧灼感，嗅觉减退，晚期可出现萎缩性鼻炎、鼻息肉、鼻窦炎及中耳炎等并发症。所以，平时切忌滥用药物滴鼻，出现问题应及时治疗。

病因溯源及症状

在中医学里，药物性鼻炎也属于"鼻窒"范畴，多由于气滞血瘀、"药毒"留恋所致。所以，在治疗上宜益气活血、通络开窍。临床上常用的中药材有赤芍、当归、生地黄、川芎、桃仁、柴胡、枳壳、桔梗、黄芩、辛夷、红花等。具体方剂请咨询专业医生。

生活起居调理

1.谨遵医嘱，合理、正确地使用鼻黏膜收缩药。为防止用药过量，也可采用双侧鼻孔交替给药的方法。

2.加强劳动防护，避免或减少接触有害气体、粉尘。

3.如果居住环境或工作环境干燥，应进行加湿，可湿润鼻腔，稀释鼻腔黏液，缓解鼻塞、头晕等症状。

4.鼻炎发作期，要注意休息，防寒保暖，保持充足睡眠和良好心态。

5.平时注意加强体育锻炼。

中医调养小偏方

1.瓜蒂、细辛各等分，共同研末，用棉花裹住，纳入鼻中，每次1~3分钟，每天1次，7~15天为1个疗程。

2.辛夷、薄荷、冰片按10∶1∶1的比例，一起研成细面，装入干燥的瓶子里，密封备用，每次取一点放在手指指腹上，按于鼻孔处，用力吸入鼻腔，可散寒利窍，缓解鼻塞症状。

中医饮食调养法

1.饮食宜易消化、有营养，多吃富含维生素的新鲜蔬果，保护免疫力。

2.多饮水，有助于稀释鼻腔分泌物，便于清理。

3.多吃具有通窍行气作用的食物，如玉兰花、山楂、黑木耳、韭菜、洋葱等。

4.忌食生冷、油腻、辛辣刺激性食物，避免摄入过量咖啡因。

5.戒烟酒。

6.调整情志，保持心情愉快。

7.适度锻炼。

推荐食疗方

鲜藕炒木耳

原料: 新鲜莲藕250克，黑木耳10克。

调料: 葱花、盐、生抽、植物油各适量。

做法:

1.莲藕洗净，去皮，连节切片；黑木耳用温水泡发，洗净。

2.油锅烧热，爆香葱花，放入莲藕片翻炒片刻，再放入黑木耳继续翻炒至熟，最后加盐、生抽调味即可。

功效: 补脾开胃，益气补虚。

简单有效的中医外治法

通鼻散

　　防风、辛夷、黄芪各等分，牛黄0.3克，冰片3克，上药共研细末，密封至玻璃瓶内备用。用时将药末包入棉花内，塞入鼻腔中，保留10~20分钟，双鼻腔轮换用药，每天3~5次，7~10天为1个疗程。

穴位贴敷疗法

黄芪防风方

配方：黄芪、白术各15克，防风、藿香、辛夷、苍耳子各10克。

制作：共研末调匀，做成药饼。

选穴：神阙穴。

贴敷：将药饼敷于神阙穴处。

用法：每天或隔天换1次。

功效：疏风健脾，祛湿通窍。

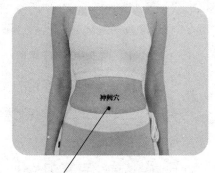

神阙穴：位于脐窝正中，也就是肚脐眼。

通窍散

配方：鱼腥草、辛夷（花）、藿香、白芷、桔梗、甘草各等分。

制作：上药共研细末，装瓶备用。

选穴：肺俞、大肠俞、膈俞、脾俞穴。

贴敷：加入面粉或米粉做成药饼，贴于穴位处。

用法：每天1次，每次敷10~15分钟，15天为1个疗程。

功效：宣肺通窍。

提示：可以在医生指导下依据症状不同而进行药物加减。

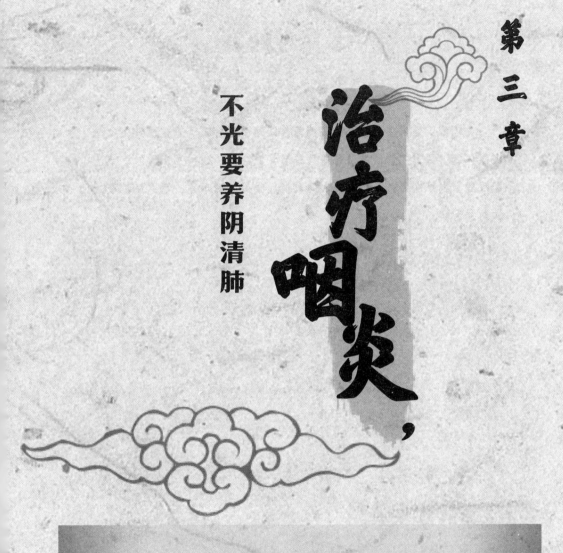

第三章

治疗咽炎，

不光要养阴清肺

　　咽是指口腔、鼻腔之后，食管以上的空腔处，是饮食和呼吸的共同通道，其中会厌又属于"七冲门"中的吸门，位于下咽部，素有"人体要塞"之称。中医认为，咽喉作为人体的门户，和体内许多脏腑息息相关，尤以肺、脾胃、肝、肾最为密切。所以，一旦咽部发炎，除了提示外邪侵袭，还可能是这些脏腑出了问题。要想治愈，就必须辨证施治，光养阴清肺是不够的。

一、急性咽炎

急性咽炎是发生在咽部黏膜的急性炎症，常继发于急性鼻炎、急性扁桃体炎，多发生于秋冬、冬春等季节交替之际，如果不及时治疗，迁延反复，很可能会并发中耳炎、鼻窦炎、喉炎、肺炎等，给患者带来更大的痛苦。

病因溯源及症状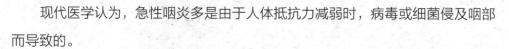

现代医学认为，急性咽炎多是由于人体抵抗力减弱时，病毒或细菌侵及咽部而导致的。

中医则认为，急性咽炎属于"急喉痹"范畴，主要是由于风寒外袭、风热外侵、肺胃实热上攻咽喉所导致的，因此治疗方法不一样。

证型	致病原理	主要症状	治疗原则	常用食、药材
风寒外袭	感受风寒邪气，导致肺卫失宣，邪气凝滞于鼻咽部	咽痛，口渴，恶寒，不发热或微发热，咽黏膜水肿，不充血或轻度充血	祛风散寒，宣肺通窍	生甘草、薄荷、藿香、防风、荆芥等
风热外侵	外感风热，邪毒沿口、鼻袭击咽部，内伤于肺	咽部红肿疼痛，吞咽不利，伴发热、恶风、头痛、咳嗽、舌质淡红、苔薄白等	疏风清热，利咽消肿	金银花、连翘、牛蒡子、荆芥、竹叶等
肺胃实热	外邪入里化热，或肺胃热盛，热邪上灼，煎津成痰，聚于喉部	咽喉红肿热痛、口舌生疮，伴发热、口渴喜冷饮、小便黄、大便干等	清热解毒，消肿利咽	连翘、黄连、山豆根、栀子、黄芩、薄荷、牛蒡子、射干、天花粉等

生活起居调理

1.保持生活环境的清洁和舒适，减少粉尘、烟雾吸入。

2.注意劳逸结合，避免劳累过度，不熬夜，保证充足睡眠，增强身体免疫力。

3.咽炎高发季节，少去人群密集的公共场所，避免交叉感染。

4.及时增减衣物，注意保暖，避免受凉。

5.原则上发病期间少运动，多休息。

6.可以根据自身体质进行快走、慢跑、游泳等有氧运动，增强体质。

中医调养小偏方

1.板蓝根5克，金银花10克，野菊花、鱼腥草、夏枯草、射干、大青叶各等分，一起放入砂锅中煎汤取汁，稍放凉，喝一口含在口中，停留半分钟后漱口吐出，再含一口，再漱。如此反复数次，可治疗风热外侵型急性咽炎。

2.胖大海、射干、黄芪各等分，加入适量绿茶，一起放入杯中，用沸水冲泡，加盖闷15分钟，代茶频饮。可清肺利咽、滋阴生津，治疗肺胃实热型急性咽炎。

中医饮食调养法

1.饮食一定要清淡，以易消化的食物为主，如稀粥、鸡蛋羹、面条等。

2.多喝水，如温开水等，保持身体免疫力，促进康复。

3.少吃煎炒烹炸的食物，尽量在急性期不吃动风食物，如猪头肉、鲍鱼等。

4.忌食生冷、辛辣、油腻、干硬的食物，戒烟酒，减少对咽部的刺激，以免加重病情。

推荐食疗方

1. 单味清咽汤

原料: 大青叶10克。

做法:

将大青叶放入砂锅中，加水300~500毫升，煮10~15分钟。

功效: 趁热顿服，可清热解毒、通窍利咽。适用于风邪外侵初期的急性咽炎。

2. 青梅薄荷汤

原料: 青梅肉、薄荷各等分。

做法:

青梅肉先煎，薄荷后入，加水煮沸5~7分钟。

功效: 每日早晚各1次，清利咽喉。适用于风邪外侵的急性咽炎。

3. 双花汤

原料: 野菊花、金银花、生甘草各等分。

做法:

将上述药品一起放入养生壶，加入适量清水煮沸，或用开水冲泡，加盖闷15分钟。

功效: 代茶频饮，生津利咽。适合热毒炽盛的急性咽炎。

简单有效的中医外治法

缓解咽喉肿痛的穴位按摩法

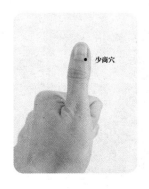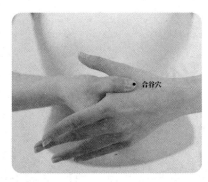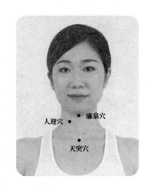

取穴

少商穴：位于手指，拇指末节桡侧，指甲根角侧上方0.1寸处。

合谷穴：位于手背虎口处，第1、2掌骨间，第2掌骨桡侧中点处。

廉泉穴：位于颈部，前正中线上，喉结上方，舌骨上缘凹陷处。

人迎穴：在颈部，喉结旁开1.5寸，在胸锁乳突肌前缘，颈总动脉搏动处。

天突穴：位于颈部，前正中线上，胸骨上窝中央，由喉结直下可摸到一个凹窝，中央处即是。

操作

1.用拇指指甲缘垂直掐按少商穴2分钟，以有刺痛感为度。

2.屈曲拇指，垂直按在合谷穴上，做一紧一松的按压，每分钟按压30次，力度由轻而重，以穴位处有酸、麻、胀的感觉为佳，每天2~3次。

3.用拇指指腹按揉廉泉穴2分钟，操作轻柔，以局部有酸胀感为佳。

4.用拇指与食指同时按揉两侧人迎穴2分钟，操作轻柔，以局部有酸胀感为佳。

5.用中指指端按揉天突穴2分钟，操作轻柔。

功效

清肺泻火，消肿止痛。可有效缓解急性咽炎所致的咽喉肿痛。

刮痧清泻肺胃实火

风邪外袭导致的急性咽炎者，可采用刮痧疗法的泻法来治疗，通常选择刮拭鱼际、孔最、天枢、支沟、内庭等穴位。

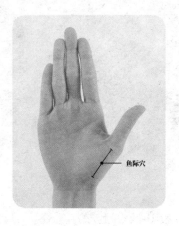
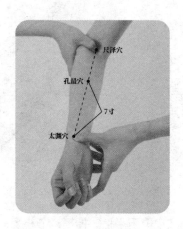

取穴

鱼际穴：位于手外侧，第1掌骨桡侧中点，赤白肉际处。

孔最穴：位于前臂掌面桡侧，当尺泽穴与太渊穴连线上，腕横纹上7寸处。

天枢穴：位于腹部，肚脐旁开2寸处。

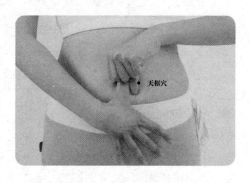

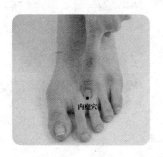
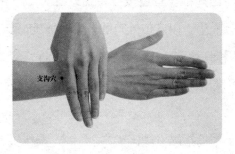

内庭穴：位于足背，第2、3趾趾缝间的纹头处，按压有酸胀感。

支沟穴：腕背侧远端横纹上3寸，尺骨与桡骨之间的中线上。

操作

1.用刮痧板蘸取适量刮痧油，使刮痧板的后边角与皮肤呈90°向下按压，刮天突穴30次。

2.用刮板角部自上而下，分别刮拭两侧的鱼际、孔最、天枢、支沟穴，以出痧为度。

3.用刮板角部重刮内庭穴30次，以出痧为度。

功效

清热泻火、通调脏腑，可改善咽喉肿痛、便秘等肺胃实热的症状。

针刺法泻肺热

肺胃实热的急性咽炎患者可以选择针刺少商、商阳穴来清泻肺热。

取穴

商阳穴：位于手指，食指末节桡侧，距指甲角0.1寸。

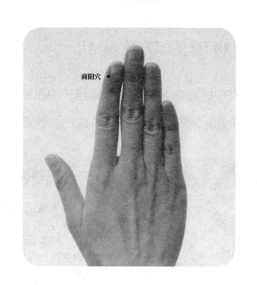

商阳穴

操作

1.将针和皮肤都用酒精消毒，左手拇、食、中三指夹紧少商穴处的皮肤，右手持针，对准穴位迅速刺2下，同时轻轻挤压针孔周围，挤出2~3滴血，然后用消毒棉球按压止血。每天1次。

2.用同样的方法针刺商阳穴。

功效

少商穴为肺经的井穴，商阳穴为大肠经的井穴，肺与大肠相表里，所以，针刺这两个穴位，可以清热解毒、清利咽喉、消肿止痛，有效改善肺胃实热所致的急性咽炎。

二、慢性咽炎

慢性咽炎就是发生在咽部黏膜的慢性炎症，主要表现为：咽部疼痛感、异物感、瘙痒感，声音嘶哑等。相较于急性咽炎，慢性咽炎病程长，症状时重时轻，易反复发作。如果不及时治疗，可能会导致鼻炎、鼻窦炎、支气管炎和肺炎等疾病。

病因溯源及症状

在中医看来，慢性咽炎相当于中医的"慢喉痹"范畴，多是由脏腑阴阳气血津液失调，咽喉失于濡养，气血痰浊瘀滞导致的。临床主要分为3个证型。

证型	致病原理	主要症状	治疗原则	常用食、药材
阴虚肺燥	各种原因导致肺阴受损，虚火上炎至咽喉所致	咽喉干痛、灼热，多言之后症状加重，呛咳无痰，频频求饮，而饮量不多，午后及黄昏时症状明显	养阴生津，润肺利咽	玄参、西洋参、麦冬、生地黄、石斛、山药、山茱萸、何首乌、女贞子等
肺脾气虚	多因饮食不节，思虑过度，或因治疗急性咽炎时用药太过寒凉，或患者本身体质寒凉，导致肺脾气虚，咽喉失于濡养	咽喉干燥，但不欲饮，咳嗽，有痰易咳，平时畏寒易感冒，精神倦怠，语声低微，大便稀	补中益气，升清利咽	黄芪、党参、白术、甘草、砂仁、山药、白扁豆
痰热蕴结	多因体质问题导致痰湿内蕴，或因过食煎炒烹炸油腻食品，脾胃蕴结湿热，灼湿生痰，痰热互结，阻滞脉络	咽喉不适，受凉、疲劳、多言之后，症状加重、咳嗽，咳痰黏稠，口渴喜饮	清热化痰，升窍利咽	板蓝根、金银花、连翘、薄荷、山楂、玄参、天冬、桑叶、木蝴蝶等

生活起居调理

1.生活有规律，注意劳逸结合，不熬夜，不过劳。

2.注意天气变化，及时增减衣物，避免感受外邪。

3.积极锻炼，天气晴朗的时候最好多进行室外活动，以呼吸新鲜空气，增强体质。

4.注意口腔卫生，坚持早晚刷牙，如果有牙周疾病，应及时治疗。

5.不要长时间待在空调房内，室内保持适宜的温度、湿度，经常开窗通风。

6.注意改善工作环境，避免粉尘及有害气体的刺激。

7.对于新装修好的房子，要尽量推迟入住时间，同时每天通风换气，以减少室内化学气体的含量。

8.减少说话时长，尤其是教师、主持人、歌手等用嗓多的人，要掌握正确的发音方法，尽量减少清嗓动作，可减轻对咽喉黏膜的损伤。可适当掌握穴位按摩方法。

9.调节不良情绪，保持积极乐观的心态。

中医调养小偏方

1.百合绿豆汤：绿豆20克，百合25克，冰糖适量，加水同煮，每天1次，连服数日。适于阴虚肺燥型慢性咽炎。

2.甘蔗百合荸荠汁：百合、荸荠各等分，甘蔗汁2倍。荸荠去皮，取汁，以小火先煎百合15~20分钟，再兑入甘蔗汁、荸荠汁，每天1次，连服数日。适合痰热蕴结型慢性咽炎。

3.麦冬莲子饮：麦冬5克，莲子去芯15克，冰糖适量，加水煎煮，炖服，代茶饮。

4.沙参桑葚汁：沙参5克，桑葚15克，冰糖适量，加水同煮，每天1次，连服数日。适合阴虚肺损伤肾的慢性咽炎。

中医饮食调养法

1.饮食以清淡、易消化为主，多喝水。

2.戒烟戒酒，改变不良生活习惯。

3.多吃具有滋阴作用的食物，如甘蔗、雪梨、银耳、蜂蜜等。痰湿蕴结患者宜多吃具有化痰功用的食物，如白菜、白萝卜、罗汉果等。

4.忌食煎炸、腌制及辛辣刺激性食物。

5."三分治，七分养"。细嚼慢咽，尽量避免使咽部黏膜受粗糙食物的刺激和摩擦。

推荐食疗方

沙参炖梨

原料: 西洋参2克，梨1个。

做法:

1.将梨核挖出，置入西洋参。

2.梨放入炖盅，入锅蒸20分钟左右。

功效: 滋阴止痛，适于阴虚肺燥所致的咳嗽、痰多、咽喉肿痛。

扫码获取

✓耳鼻咽喉科普课　✓鼻咽炎预防指南
✓经络养生与康复　✓运动健康记录本

简单有效的中医外治法

穴位按摩缓解咽干、咽痛

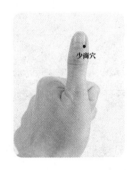 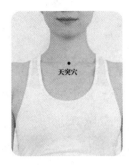 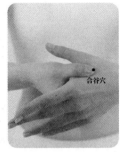 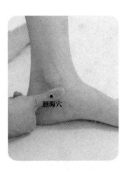

取穴

少商穴：位于手指，拇指末节桡侧，指甲根角侧上方0.1寸处。

天突穴：位于颈部，前正中线上，胸骨上窝中央，由喉结直下可摸到一个凹窝，中央处即是。

合谷穴：位于手背虎口处，第1、2掌骨间，第2掌骨桡侧中点处。

照海穴：位于足内侧，内踝尖下1寸，内踝下缘凹陷中。取穴时，由内踝尖垂直向下推，至其下缘凹陷处。

操作

1.用拇指指甲缘垂直掐按少商穴，以有刺痛感为度，每穴每次1分钟。

2.用中指指端按揉天突穴1分钟，操作轻柔。

3.屈曲拇指，垂直按在合谷穴上，做一紧一松的按压，每分钟按压30次，力度由轻而重，以穴位处有酸、麻、胀的感觉为佳。

4.用食指指腹按揉照海穴，每穴每次1分钟。

功效

滋阴清肺，疏风解表，降火利咽，宣通肺气，消痰止咳。可缓解咽干、咽痛、有痰等慢性咽炎症状。

声嘶失声按摩法

有些慢性咽炎患者会出现声音嘶哑、失声等症状，针对这种情况，建议按摩咽喉部及天突、人迎、水突、翳风、合谷等穴，可以缓解咽炎症状。

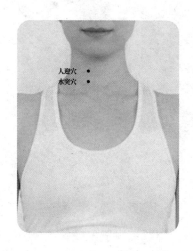

取穴

人迎穴：位于颈部，喉结旁开1.5寸，在胸锁乳突肌颈部动脉搏动处。

水突穴：位于颈部，胸锁乳突肌前缘，取穴时正坐，头微抬，人迎穴直下约1寸(一横指)处，按压有酸胀感。

翳风穴：位于颈部，耳垂后方，乳突下端前方凹陷中。

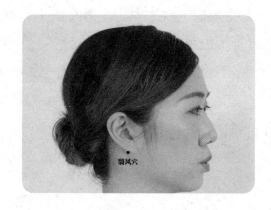

操作

1.用拇指、食指、中指指腹按揉咽喉部两侧20~30次。

2.用拇指、食指指腹捏揪咽喉部皮肤20次，以局部发红、咽喉发热为佳。

3.用食指或中指指腹按压翳风、天突、人迎、水突穴各1分钟。

4.用拇指指端用力按揉合谷穴2分钟。

功效

清热利咽，益气通络。

禁忌

高血压、心脏病患者请在医生指导下使用。

穴位敷贴疗法

石斛玄参膏

配方：石斛、玄参、天花粉各等分。

制作：上药共研成细末，备用，以蜜调膏。

选穴：大椎穴、天突穴。

贴敷：用时取药末适量，用米醋调和成膏状，贴敷于穴位上，外用医用纱布和胶布固定。

用法：晚贴晨取，每天换药1次。

功效：滋补肺肾之阴，清热利咽。

大椎穴：位于背部，第7颈椎棘突下凹陷中。

天突穴：位于颈部，当前正中线上，胸骨上窝中央，由喉结直下可摸到一个凹窝，中央处即是。

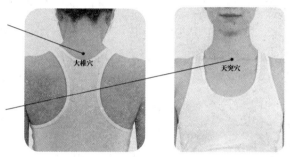

麻黄附子细辛膏

配方：麻黄25克，附子9克，细辛3克，面粉、米醋各适量。

制作：前3药共研成细末，用少量面粉混匀，再用米醋将其调和成膏状，制成药饼。

选穴：大椎穴、天突穴。

贴敷：将药饼贴敷于穴位上，外用医用纱布和胶布固定。

用法：每天换药1次，治愈为度。

功效：温补肺气。适用于肺脾气虚所致的慢性咽炎。

艾灸疗法

对于肺脾气虚所致的慢性咽炎患者，还可以通过艾灸穴位来温补肺脾之气，改善症状。

取穴

关元穴：位于下腹部，肚脐正下面3寸处。取穴时，从肚脐向下量取四横指即是。

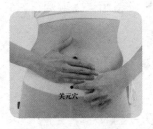

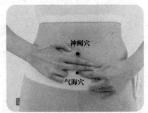

神阙穴：位于脐窝正中，也就是肚脐眼。

气海穴：位于下腹部，脐下1.5寸处。取穴时，从肚脐向下量取两横指即是。

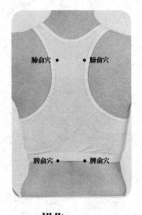

肺俞穴：位于背部，第3胸椎棘突下，旁开1.5寸处。

脾俞穴：位于背部，第11胸椎棘突下，旁开1.5寸处。

操作

1.艾条直接灸：点燃艾条后，对准穴位，保持2~3厘米的距离施灸，以感到温热舒适、能耐受为度。每穴每次灸5~10分钟，每天1次，连灸10次为1个疗程。

2.隔姜灸：将生姜切成0.2～0.3厘米厚的片，在生姜片上扎出数个小孔，覆盖在穴位上，将点燃的艾条对准穴位处施灸。也可以将艾炷放在生姜片上点燃施灸，当感到有灼痛感时，更换艾炷再灸。艾炷每次可灸3～5壮，艾条每次灸5~10分钟。隔天或每3天灸1次。

功效

关元穴为"先天之气海"，灸之可培元固本、补益下焦。神阙穴与诸经百脉相通，灸之可补虚损、温补脾肾阳气。气海穴如同元气的海洋，灸之可培补元气、益肾固精。背俞穴为脏腑精气输注于背部的腧穴，可以治疗脏腑疾病。

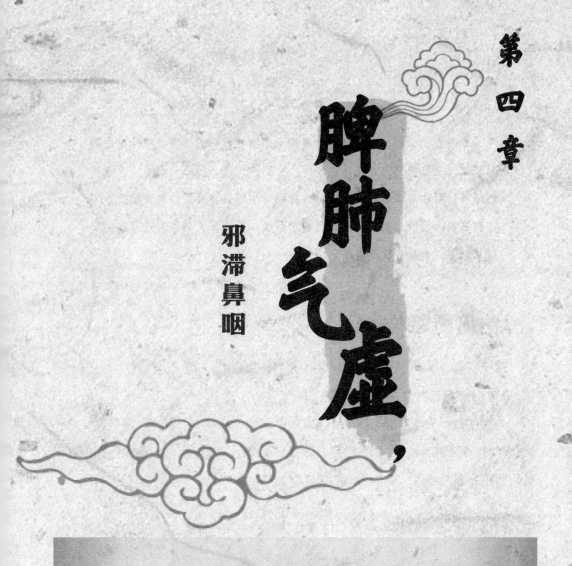

第四章

脾肺气虚，

邪滞鼻咽

　　鼻咽是指鼻腔后部和口咽上方的部分，鼻咽后上壁的黏膜内有丰富的淋巴组织，即咽扁桃体（即腺样体），是鼻咽炎的主要发生地。婴幼儿的咽扁桃体较发达，加之其脏腑功能尚未发育完全，正气不足，极易受外邪侵袭，发生急性鼻咽炎。而成年人如果出现脾肺气虚，邪毒也会滞留在鼻咽部，导致慢性鼻咽炎。因此，根治鼻咽炎，关键在于健脾补肺、扶正祛邪。

一、急性鼻咽炎

急性鼻咽炎是鼻咽部黏膜、黏膜下和淋巴组织的急性炎症，包括咽扁桃体，主要表现为鼻塞，流鼻涕，鼻咽部干燥、灼热、疼痛，或有异物感等。婴幼儿病情较重，鼻塞严重时可出现张口呼吸及吸乳困难，常伴有高热、呕吐、腹痛、腹泻及脱水症状；而成年人与较大儿童以局部症状为主，全身症状不明显。

病因溯源及症状

现代医学认为，急性鼻咽炎多是由细菌、病毒、粉尘以及食物中的碎末停留、粘附于鼻咽部发生感染引起的。

中医认为，急性鼻咽炎属于"急喉痹""伤风鼻塞""鼻室"等范畴，是因风热外侵，邪热郁肺，或肺胃热盛，内外邪毒搏结于鼻咽所致。临床上通常选用疏风清热、清泻肺胃、解毒利咽的中药材治疗。

证型	致病原理	主要症状	治疗原则	常用食、药材
风热外侵	外感风热，邪毒袭击鼻咽部，内伤于肺	鼻咽部红肿疼痛、吞咽不利，伴发热、恶风、头痛、咳嗽、舌质淡红、苔薄白等	疏风清热，利咽消肿	荆芥、防风、桔梗、金银花、连翘、牛蒡子、竹叶等
风寒外袭	感受风寒邪气，导致肺卫失宣，邪气凝滞于鼻咽部	鼻咽痛，口渴，恶寒，不发热或微发热，鼻咽黏膜水肿，不充血或轻度充血	疏风散寒，宣肺通窍	苍耳子、辛夷、羌活、防风、藁本、白芷、细辛、升麻等

证型	致病原理	主要症状	治疗原则	常用食、药材
肺胃实热	外邪入里化热，或肺胃热盛，或过食辛热、温燥之品而化热生火，致热邪上冲鼻咽	咽喉红肿热痛、口舌生疮，伴发热、口渴、喜冷饮、口臭、小便黄、大便干等	清热解毒，消肿利咽	连翘、黄连、栀子、黄芩、薄荷、牛蒡子、天花粉、射干等

生活起居调理

1.注意休息，避免过度劳累，不熬夜。

2.注意室内卫生，经常开窗通风，呼吸新鲜空气，避免刺激性气味，并保持室内适宜的温度、湿度。

3.改善工作环境，避免吸入较多粉尘而引发疾病。

4.注意口腔卫生，早晚刷牙，饭后漱口，避免口腔和鼻腔出现感染。

5.流行性感冒高发期间要避免外出，少去人群密集场所，避免感冒。如必须外出，要记得佩戴口罩，做好防护。

6.保持情绪稳定，焦虑、忧虑、抑郁、悲伤等负面情绪都不利于肺气宣发，影响康复效果。

7.病情稳定后，多做一些适合的运动，提高自身抵抗力。

中医调养小偏方

将西瓜皮放入锅内，加水熬煮，熬好后加入少许冰糖，等到凉了再饮用，有利于缓解急性鼻咽炎。

中医饮食调养法

1.饮食宜清淡、易消化，多喝水。

2.忌食生冷、油腻、煎炸、辛辣刺激性食物，戒烟酒。

推荐食疗方

1. 橄榄酸梅汤

原料: 鲜橄榄（连核）60克，酸梅10克。

调料: 冰糖适量。

做法:

1.将鲜橄榄、酸梅稍微捣烂，一起放入锅中，加清水3碗，煎煮20分钟，煎成1碗，去渣取汁。

2.放入冰糖，煮至融化即可。

功效: 每天2次，可清热解毒、生津止渴。适合外感风热所致的急性鼻咽炎。

2. 橘红茶

原料: 罗汉果、胖大海各1个，绿茶、百合、橘红、甘草各5克。

做法:

把所有材料一起放入杯中，用沸水冲泡，加盖等待5~10分钟即可。

功效: 代茶饮，有止咳、化痰、利咽的作用。可以缓解鼻咽炎引起的不适。不可服用时间过长，一般服用2~3周。

3. 木耳海带白菜汤

原料: 水发黑木耳100克，白菜250克，虾皮5克，水发海带20克。

调料: 植物油10克，葱丝、生姜片、盐各适量。

做法:

1.将黑木耳洗净，撕成小朵；白菜、水发海带分别洗净，切片。

2.热锅，倒入油烧热，用生姜片、葱丝、虾皮爆锅，放入白菜片、黑木耳煸炒一下。

3.加入海带片，倒入适量清水，大火煮沸5分钟，加盐调味即可。

功效: 滋阴清热，生津利咽。

禁忌: 过敏者慎用。

简单有效的中医外治法

穴位按摩法

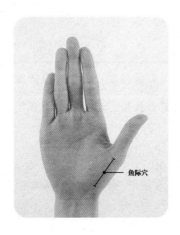

取穴

鱼际穴：位于手外侧，第1掌骨桡侧中点，赤白肉际处。

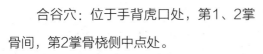

合谷穴：位于手背虎口处，第1、2掌骨间，第2掌骨桡侧中点处。

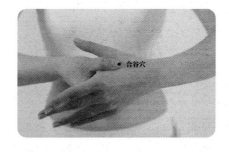

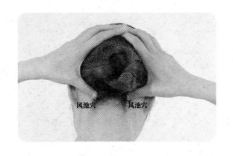

风池穴：位于颈部，双侧耳后发际下的凹窝内。

操作

1.用拇指指端按揉鱼际穴、合谷穴，力度稍重些，至穴位处感觉酸痛为宜，每穴每次2~3分钟。

2.双手十指自然张开，紧贴枕后部，以双手拇指指腹分别按压两侧风池穴，反复按压3~5分钟，以穴位处发热且稍感酸胀为宜。

功效

疏风散热，利咽通窍，通络止痛，有效改善急性鼻咽炎引起的不适症状。

91

第四章　脾肺气虚，邪滞鼻咽

二、慢性鼻咽炎

慢性鼻咽炎是指慢性感染所引起的弥漫性鼻咽部病变，患者自觉鼻咽部干燥，时常"清嗓子"，或容易声嘶，时有头痛。本病多见于成年人，病程长，易反复，不易治愈。

病因溯源及症状

中医学中称鼻咽部为"顽颡[sǎng]"，把慢性鼻咽炎归于"顽颡虚火证"的范畴，多由脏腑损伤、邪滞不去而致。

证型	致病原理	主要症状	治疗原则	常用食、药材
阴虚肺燥	各种原因导致肺阴受损，虚火上炎至咽喉所致	咽喉干痛，灼热，多言之后症状加重，呛咳无痰，频频求饮，而饮量不多，午后及黄昏时症状明显	养阴生津，润肺利咽	玄参、西洋参、麦冬、生地黄、石斛、山药、山茱萸、何首乌、女贞子等
肺脾气虚	多因饮食不节，思虑过度，或因治疗急性咽炎时用药太过寒凉，或患者本身体质寒凉，导致肺脾气虚，咽喉失于濡养	咽喉干燥，但不欲饮，咳嗽，有痰易咳，平时畏寒易感冒，精神倦怠，语声低微，大便稀	补中益气，升清利咽	黄芪、党参、白术、甘草、砂仁、山药、白扁豆
痰热蕴结	多因体质问题导致痰湿内蕴，或因过食煎炒烹炸油腻食品，脾胃蕴结湿热，灼湿生痰，痰热互结，阻滞脉络	咽喉不适，受凉、疲劳、多言之后，症状加重，咳嗽，咳痰黏稠，口渴喜饮	清热化痰，开窍利咽	板蓝根、金银花、连翘、薄荷、山楂、玄参、天冬、桑叶、木蝴蝶等

生活起居调理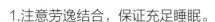

1.注意劳逸结合，保证充足睡眠。

2.避免有害粉尘、有害气体的刺激，避免接触致敏原，如在这样的环境下工作，一定要做好呼吸道防护措施，减少对鼻咽部黏膜的刺激。

3.做好口腔及鼻腔的清洁工作，纠正挖鼻、拔鼻毛、过度擤鼻等不良习惯。

4.保持室内适宜的温度和湿度，避免鼻咽干燥而引起不适。

5.平时应加强锻炼，增强体质，预防感冒。

6.保持情绪稳定，不焦虑，有利于疾病的康复。

7.积极治疗鼻咽部原发性疾病，如急性咽炎、急性鼻咽炎、慢性鼻炎、慢性扁桃体炎等。

注意啦！

鼻咽部还有一种恶性疾病——鼻咽癌，这是发生于鼻咽腔顶部和侧壁的恶性肿瘤。如遇到原因不明的一侧耳朵进行性胀闷感、听力减退、耳鸣等咽鼓管阻塞症状，涕中带血或吸鼻后"痰"中带血，颈侧淋巴结肿大，原因不明的头痛等症状，需要及时就医检查。

中医调养小偏方

1.新鲜丝瓜1条，洗净，不去皮，切片，放入大碗中捣碎，绞汁后饮用。可清热解毒、消肿止痛，缓解鼻咽炎症状。

2.蝉衣3克，石斛15克。水煎代茶饮，能养阴润喉、利咽开音，适用于慢性鼻咽炎伴有声音嘶哑者。

3.甘草、胖大海各3克，一起放入保温杯中，用沸水冲泡，加盖闷20分钟，代茶饮。也可加水煎煮后，倒入保温瓶慢慢饮用，每天1剂。可缓解鼻咽干燥、灼热感。疗程以2~3周为宜。

中医饮食调养法

1.清淡饮食。

2.多饮水，严禁烟、酒。

3.阴虚肺燥者多吃具有补气养阴功效的食物，如薏米、梨、百合等。

4.肺脾气虚者多吃些具有补益肺脾功效的食物，如山药、芡实、莲藕等。

推荐食疗方

蜂蜜银花露

原料: 金银花、蜂蜜各30克。

做法:

1.将金银花放入锅中，加水煎煮15分钟，去渣取汁。

2.待药汁凉后，加入蜂蜜，调匀即可。

功效: 清热解毒，疏散风邪，利咽通便。

禁忌: 痰多者慎用。

扫码获取

✓耳鼻咽喉科普课　✓鼻咽炎预防指南
✓经络养生与康复　✓运动健康记录本

简单有效的中医外治法

穴位按摩法

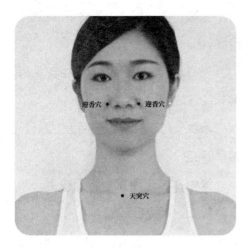
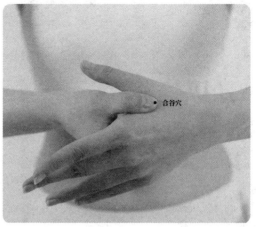

取穴

迎香穴：位于面部，在鼻翼外缘中点旁，当鼻唇沟中。

天突穴：位于颈部，前正中线上，胸骨上窝中央，由喉结直下可摸到一个凹窝，中央处即是。

合谷穴：位于手背虎口处，第1、2掌骨间，第2掌骨桡侧中点处。

操作

1.用两手食指指腹分别按揉两侧的迎香穴2~3分钟。

2.用中指指端按揉天突穴1分钟，操作轻柔。

3.屈曲拇指，垂直按在合谷穴上，做一紧一松的按压，每分钟按压30次，力度由轻而重，以穴位处有酸、麻、胀的感觉为佳。

功效

迎香穴可疏风散热、通利鼻窍，是治疗各种鼻部疾病的要穴；天突穴属任脉穴位，具有宣通肺气、消痰止咳的功效；合谷穴是大肠经的原穴，能清热解表、疏风散热。经常按摩这三个穴位，可清热宣肺、解表止痛，有效缓解慢性鼻咽炎所引起的鼻咽干燥、灼热，以及鼻塞、流鼻涕、咽痛、咳嗽等症状。

耳穴压豆法

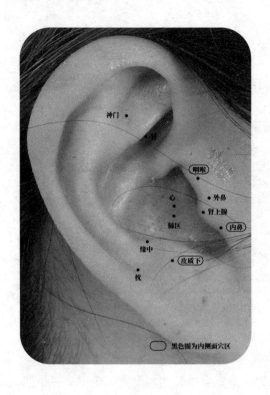

神门 ·
屏 ·
咽喉
心 · · 外鼻
· · 肾上腺
肺区 · 内鼻
缘中 ·
· 皮质下
· 枕

（ ） 黑色圈为内侧面穴区

准备

碘伏、棉签、耳豆、镊子。

主穴

内鼻：位于耳屏内侧面下1/2处，耳屏4区。

外鼻：位于耳屏外侧面中部，耳屏1、2区之间。

咽喉：位于耳屏内侧面上1/2处，即耳屏3区。

缘中：位于对耳屏游离缘上，对耳屏1、2、4区交点处。

神门：位于三角窝后1/3上部，三角窝4区。

肺：位于心、气管区周围处，耳甲14区。

肾上腺：位于耳屏游离缘下部尖端，耳屏2区后缘处。

配穴

心：位于耳甲腔正中凹陷处，耳甲15区。

枕：位于对耳屏外侧面后部，即对耳屏3区。

肾：位于对耳轮下脚下方后部，耳甲10区。

皮质下：位于对耳屏内侧面，即对耳屏4区。

操作

先给一侧耳郭消毒，选3~5个主穴，1~2个配穴，用镊子夹取一贴耳豆，对准穴位贴好，然后用拇指和食指按压籽粒，以能忍受为度。每天按压3~5次，每次1分钟。耳豆隔天换1次，两耳交替进行，10天为1个疗程。

功效

宣肺利窍，调理脏腑气血，清咽利喉，防治慢性鼻咽炎。

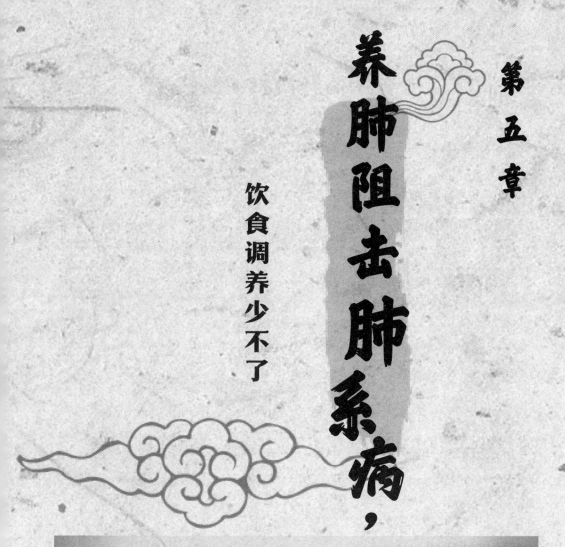

养肺阻击肺系病，

饮食调养少不了

第五章

金郁泄之，当肺气不宣，泄之；肺为娇脏，肺阴不足，则润之。中医讲"药食同源"，意思是说，药物与食物是源头相同、相似，它们之间并没有绝对的分界线，药物与食物均有自己的偏性，利用偏性调整失衡的脏腑，此时，食物也是药物。所以，饮食疗法对肺脏的保养至关重要，将具有清肺、润肺、宣肺、补肺、温肺等功效的食物运用到日常饮食中，有助于我们在一日三餐中吃出健康的肺，防治鼻炎、咽炎等疾病。

食疗不可替代中医药治疗，可在医生指导下选择食疗方案以配合治疗。

一、用清肺食物清肺热

白萝卜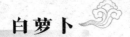

白萝卜又称芦菔，十字花科萝卜属植物，是根茎类的主要蔬菜。白萝卜在饮食和中医食疗领域都有广泛应用，在我国民间有"小人参"之美称。冬春两季是白萝卜上市的季节，也是呼吸系统疾病的高发季节，如果此时能经常吃点白萝卜，对预防鼻炎、咽炎等疾病大有好处。

食物档案

性味归经	味甘、辛，性凉，归肺、胃经
关键营养	膳食纤维、维生素C、钙、铁、硒等
适宜人群	一般人群均可食用，尤其适宜呼吸道疾病、食欲不振、腹胀等患者食用
食用禁忌	脾胃虚寒或阴盛偏寒体质者不宜多食，胃及十二指肠溃疡、慢性胃炎患者忌食

养肺防病功效

白萝卜具有润肺化痰、清热生津、下气消食、利尿通便等功效，对急慢性咽炎、扁桃体炎等疾病都有很好的治疗作用。如果有咳嗽痰多、痰黄黏稠难咳等呼吸道问题，吃些白萝卜，对缓解症状很有帮助。

养肺最佳吃法

☑ **生食**：新鲜白萝卜可洗净后直接生食，也可以拌凉菜或榨汁饮用。

☑ **熟食**：白萝卜熟吃补气，可采用炒、炖、烧、蒸、做馅、煲汤、煮水等烹调方法。比如白萝卜搭配银耳煲汤，有润肺止咳、滋阴养胃的功效；白萝卜搭配肉类食物炖着吃，能补气、顺气、开胃。

养肺小偏方

白萝卜100克，生姜3片，二者切碎，挤汁饮用。可治疗咽喉炎、扁桃体炎、声音嘶哑等。

医生推荐的养肺食谱

萝卜茶

原料: 白萝卜100克，绿茶或红茶3~5克。

做法:

1.将白萝卜洗净，切碎，放入锅中，加水煮10分钟。

2.将茶叶包好，放入茶杯或茶壶中，倒入煮好的白萝卜汤，加盖闷5分钟即可。

功效: 清热润燥，滋阴养肺。可用于伤风感冒。

扫码获取

✓耳鼻咽喉科普课　✓鼻咽炎预防指南
✓经络养生与康复　✓运动健康记录本

白菜

　　白菜，是我国的传统蔬菜，栽培面积和消费量居各类蔬菜之首。白菜以柔嫩的叶球、莲座叶或花茎供人食用。它看似普通，清肺的作用却很大，民间有谚语说"鱼生火，肉生痰，白菜豆腐保平安"，这其实说的就是白菜的清热作用。如果你很容易上火、咽喉肿痛，不妨多吃点白菜。

食物档案

性味归经	味甘，性平，归大肠、胃、肺经
关键营养	糖类、粗纤维、钙、磷、铁、维生素C、维生素B$_2$、烟酸等
适宜人群	一般人群均可食用，尤其适宜伤风感冒、肺热咳嗽、咽喉发炎、慢性习惯性便秘、腹胀及发热者食用
食用禁忌	寒性体质、慢性胃肠炎患者慎食

养肺防病功效

　　中医认为，白菜具有养胃、解渴生津的功效，是清凉降泄兼补益的良品，对肺胃蕴热、感冒、发热、口渴、支气管炎、咳嗽、心烦口渴、小便不利、便秘等疾病有较好的调养功效。特别是到了秋冬季节，干燥的空气容易伤肺，多吃点白菜，可以起到很好的清热润燥、养肺护肺作用。

养肺最佳吃法

☑ **生食**：可洗净后直接凉拌食用。

注意啦！

　　切白菜时，最好顺着纹路切，这样更利于通便、清肺。

☑ **熟食**：如炒、烩、炖汤、做馅等，可搭配不同种类的食物，比如白菜搭配豆腐炖汤，能清肺热，改善肺热痰多的症状。

养肺小偏方

白菜根2个，萝卜根2个，可加盐或糖，一起放入锅中，加水煎15分钟，去渣取汁服用。每天3次，可清热、润肺、止咳。

医生推荐的养肺食谱

凉拌白菜

原料：白菜200克。

调料：植物油、花椒、白糖、陈醋、盐各适量。

做法：

1.将白菜洗干净，切丝。

2.用白糖、陈醋、盐调好料汁，浇到切好的白菜丝上。

3.锅中倒入植物油，烧热，放入花椒炸出香味，淋在白菜丝上，拌匀即可。

功效：清肺生津，可改善鼻咽干燥等症状。

扫码获取

✓耳鼻咽喉科普课 ✓鼻咽炎预防指南
✓经络养生与康复 ✓运动健康记录本

莲藕

莲藕是莲科植物的根茎，肉质肥嫩，既可食用，又可药用，营养价值非常高。入秋以后，空气变得干燥，很容易出现口渴咽干、鼻出血等秋燥症状。根据中医"燥则润之"的原则，应多吃能养阴清热、润燥止渴的食物，而此时正是莲藕上市的季节，不论是鲜榨、凉拌，还是煲汤、煮粥，都能起到清热润肺的作用。

食物档案

性味归经	生藕味涩，性凉；熟藕味甘，性微温。归心、脾、胃、肝、肺经
关键营养	糖类、蛋白质、B族维生素、维生素C、钙、磷、铁等
适宜人群	一般人群均可食用，尤其适宜产后、病后、虚弱者，以及内热血少、诸失血症等
食用禁忌	脾胃虚寒、阴盛偏寒体质者不宜多食生藕

养肺防病功效

根据中医"五色补五脏"理论，莲藕属白色食物，入肺脏，具有清热润肺、生津润燥的作用，是燥邪、热病血证的食疗佳品。凡是肺热咳嗽、烦躁口渴、鼻干燥流血的人都可以经常吃一些莲藕。

养肺最佳吃法

☑ **九孔藕适宜生食**：九孔藕水分含量高，脆嫩、汁多，适合做凉拌菜，可起到清热润肺、凉血散瘀、止血的功效；也可与蜂蜜、梨、冰糖搭配榨成汁，滋阴润燥、清热生津的效果都非常好。

☑ **七孔藕适宜熟吃**：七孔藕淀粉含量较高，水分少，糯而不脆，适合炖、煲汤、蒸、做藕泥等，还可与糯米、桂花一起做糯米藕等风味小吃，又可以深加工成藕粉，既富有营养，又易于消化，有滋阴润燥、健脾养胃、养血之功效。

养肺小偏方

新鲜莲藕90克，生姜10克，一起切碎，捣烂，绞取汁液。每天1剂，分3次服用，可清热生津、和胃止呕，对改善肺胃蕴热、口渴口干、恶心呕吐等症状有效。

医生推荐的养肺食谱

黄瓜拌莲藕

原料：黄瓜300克，新鲜莲藕100克。

调料：大蒜3瓣，盐、芝麻油、陈醋各适量，芝麻少许。

做法：

1.莲藕去皮、洗净，切成小丁；黄瓜洗净，切成小块；大蒜洗净，捣成蒜泥。

2.将莲藕丁放入开水中焯一下，捞出沥干。

3.把黄瓜块、莲藕丁和大蒜泥混合，加入盐、陈醋，拌匀，淋上芝麻油，撒上芝麻即可。

功效：开胃爽口，润燥生津。适合鼻咽干燥、咽炎患者食用。

扫码获取

✓耳鼻咽喉科普课 ✓鼻咽炎预防指南
✓经络养生与康复 ✓运动健康记录本

芹菜

芹菜，属伞形科植物，有水芹、旱芹、西芹三种，也是一种药食同源的蔬菜。因旱芹香气较浓，芹菜油含量多，因此旱芹又被称为"药芹"。芹菜是高纤维食物，经肠内消化作用，还会产生一种叫木质素或肠内酯的物质，这类物质是一种抗氧化剂。常吃芹菜，可以帮助皮肤抗衰老，尤其适宜皮肤干燥粗糙、肠燥便秘的人作日常调养之用。

食物档案

性味归经	味甘、辛、微苦，性凉，归肺、胃、肝经
关键营养	膳食纤维、维生素A、维生素C、维生素P、钙、铁、磷、芹菜苷、佛手苷内酯、挥发油等
适宜人群	一般人群均可食用，尤其适宜便秘、口舌干燥、烦躁失眠者食用
食用禁忌	脾胃虚弱、胃寒者少吃，不与醋同食

养肺防病功效

中医认为，芹菜具有"止血养精，保血脉，益气"等功效。在气候干燥的季节，很容易出现鼻腔、口腔、皮肤干燥，咽喉肿痛，便秘等症状，这些都是肺热少津导致的。常吃些芹菜，有助于缓解这些症状。特别是那些由于肺热而经常便秘的老年人，经常吃点芹菜，就可刺激胃肠蠕动，利于通便排毒。

养肺吃法宜忌

☑ **生食**：芹菜可直接榨汁饮用。

☑ **熟食**：芹菜可焯水后凉拌，也可做馅、炒、做汤、熬粥。

☒ **加辣椒爆炒**：吃辣过多易上火，且容易摄入较多油脂，助湿生痰，不利于肺部的养护。

注意啦!

芹菜叶含有的维生素C比芹菜茎还多，而维生素C是抗氧化剂，可以对抗空气中的有害物质对肺的伤害，还有预防肺癌的作用，所以芹菜嫩叶不要扔掉。

养肺小偏方

芹菜100克，洗净，切碎，捣汁，加盐调匀，隔水蒸熟。晨起5点及19点各服1小杯，连服3天，可治有热证的肺部疾患。

医生推荐的养肺食谱

芹菜苹果汁

原料: 芹菜400克，苹果2个。

做法:

1.芹菜洗净，切碎；苹果洗净，去皮，切小块。

2.把芹菜碎放入榨汁机中榨汁，再放入苹果块榨汁，将混匀后的芹菜苹果汁倒入杯子内，即可饮用。

功效: 清热生津，连服3天。

扫码获取

✓耳鼻咽喉科普课 ✓鼻咽炎预防指南
✓经络养生与康复 ✓运动健康记录本

豆腐

豆腐是最常见的豆制品，多用黄豆、黑豆等制成，生熟皆可食用，老幼皆宜。根据制作方法的不同，豆腐有南豆腐和北豆腐之分，其中，南豆腐用石膏较少，质地细嫩；北豆腐用石膏较多，质地较南豆腐偏硬。豆腐营养价值很高，蛋白质含量尤其丰富，素有"植物肉"的美称。

食物档案

性味归经	味甘，性凉，归脾、胃、大肠经
关键营养	蛋白质、脂肪、胡萝卜素、异黄酮、铁、镁、钾、烟酸、叶酸等
适宜人群	一般人群均可食用，尤其适宜身体虚弱、痰火咳嗽、哮喘、营养不良、气血双亏等患者食用
食用禁忌	脾胃虚寒、腹泻便溏、痛风及血尿酸浓度增高等患者忌食，肾功能减退者少食

养肺防病功效

豆腐具有清热、润燥、生津、解毒、补中、宽肠、降浊等功效。经常食用，可清热润燥、生津止渴、清洁肠胃，对肺热咳嗽、口干咽燥、脾胃积热、口臭、口渴、痤疮、粉刺等都有较好的食疗作用。

养肺吃法宜忌

☑ **生食**：豆腐可直接生食或凉拌，生津清热的效果更好。

☑ **熟食**：豆腐可搭配白菜、豆腐等食材炒、炖、煮粥、煲汤等。比如，豆腐中富含优质植物蛋白质，肉类食物中富含动物蛋白质，二者搭配，可大大提高豆腐中蛋白质的利用率。

☒ **煎炸、麻辣**：易使人摄入过多油脂和辣椒，助湿生痰，耗伤肺气。

注意啦！

如果不喜欢豆腐中的豆腥味，做菜之前可将豆腐焯一下。

养肺小偏方

豆腐50克，淡豆豉10~15克，葱白5根，一起放入锅中，加水煮至熟透，趁热食用并盖被发汗。可治疗风寒感冒。

医生推荐的养肺食谱

凉拌豆腐

原料：豆腐300克。

调料：盐、芝麻油各少许。

做法：

将豆腐放入盘中，搅碎，放入盐、芝麻油，搅拌均匀即可。

功效：生津润燥，清热解毒。可辅助治疗肺热咳嗽。

扫码获取

✓ 耳鼻咽喉科普课　✓ 鼻咽炎预防指南
✓ 经络养生与康复　✓ 运动健康记录本

鸭肉

鸭肉中的蛋白质含量比畜肉高得多，脂肪含量适中且分布较均匀，易于被人体消化吸收，非常适于滋补。凡是体内有热、身体虚弱的人均适宜食用。鸭肉中所含的B族维生素和维生素E比其他肉类多，不仅能有效抵抗脚气病、神经炎及多种炎症，还能抗衰老。鸭肉中的烟酸含量较高，对心肌梗死等心脏疾病患者有保护作用。

食物档案

性味归经	味甘、咸，性凉，归脾、胃、肺、肾经
关键营养	蛋白质、脂肪、维生素B$_1$、维生素B$_2$、维生素E、钙、磷、铁、烟酸等
适宜人群	一般人群均可食用，尤其适宜体质虚弱、肺结核、咽干口渴、上火、体内有热者食用
食用禁忌	寒性体质者少食

养肺防病功效

鸭肉是一种滋阴清补的食品，经常喝些鸭汤、吃些鸭肉，可以很好地祛除人体燥气之症，起到清肺滋阴的作用，对肺胃阴虚、干咳少痰、骨蒸潮热、口干口渴、水肿、消瘦乏力等症都有较好的调养功效。

养肺宜忌吃法

☑ **熟食**：炒、炖、蒸、煮粥、煲汤等均可。特别是用老而肥大的鸭子煲汤，能够补五脏之阴、清虚劳之热，具有很好的滋补功效。鸭肉也可搭配其他食材一起烹制，比如鸭肉搭配养肺阴、益肺气的山药煲汤，能够加强养肺效果；搭配冬瓜、薏米煲汤，可以滋阴养肺、清热化痰。

☒ **烤鸭**：虽然味道好，但过于肥腻，容易助湿生痰，不利于养肺。

养肺小偏方

鸭肉、大米各100克，葱白、盐各适量。将鸭肉洗净，切细，与淘洗干净的大米、葱白共同煮粥，熟后加盐调味即可。早晚餐温热食用，以7天为1个疗程，可治肺胃阴虚引起的干咳口渴。

医生推荐的养肺食谱

山药鸭汤

原料: 鲜山药100克，鸭 1 只，枸杞子、桂圆肉各15 克。

调料: 盐适量。

做法:

1.将鸭放入锅中飞水，洗净备用；鲜山药去皮，洗净，切滚刀块；枸杞子、桂圆肉洗净备用。

2.砂锅内放适量水，大火煮至水沸，放入全部材料，改用中火煲2~3 小时，最后加盐调味即可。

功效: 滋阴补肺，益气养血。适合肺虚久咳者调养食用。

扫码获取

✓耳鼻咽喉科普课　✓鼻咽炎预防指南
✓经络养生与康复　✓运动健康记录本

罗汉果

罗汉果是一种药食两用的名贵中药材，有"神仙果"的美称，以形圆、个大、坚实、摇之不响、色黄褐者为佳。罗汉果吃起来很甜，是因为它含有一种罗汉果甜苷，使用后会引起机体血糖升高，但神奇的是，它不会产生热量，所以，血糖高、糖尿病、肥胖的人也可以吃。特别是肺热的人，可以在家中常备一些罗汉果，感觉口干舌燥时泡一杯罗汉果茶，对保护呼吸道、养护肺部很有效。

食物档案

性味归经	味甘，性凉，归肺、大肠经
关键营养	蛋白质、氨基酸、脂肪酸、黄酮、维生素C、糖苷、果糖、葡萄糖、钾、钙、镁等
适宜人群	适宜咽喉肿痛、咽痒、痰热咳嗽、咽喉炎、气管炎等患者食用
食用禁忌	脾胃虚寒者慎食

养肺防病功效

罗汉果适用于肺热或肺燥咳嗽、百日咳、急性气管炎、急性扁桃体炎、暑热伤津口渴、肠燥便秘等症。干燥季节或雾霾天气，如果感觉咽部发痒，不妨喝些罗汉果茶，能够及时清肺润燥，预防呼吸道感染。

养肺宜忌吃法

☑ 泡茶：罗汉果敲碎后，像泡茶一样用热水冲泡即可，也可搭配金银花或胖大海一起泡，有清肺、解毒、利咽的功效，适宜经常吸烟、咽喉不适的人。

注意啦!

罗汉果性偏凉，每次用量不用过大，也不能空腹喝罗汉果茶。

☑ 煮粥、煲汤：比如搭配杏仁，可清热润燥，止咳平喘，有效改善慢性支气管炎症状；搭配猪肺，可滋补肺阴，缓解肺结核、气管炎带来的不适。

养肺小偏方

罗汉果1个，柿饼25克，用水煎服。可润肺止咳，治百日咳。

医生推荐的养肺食谱

罗汉果花蜂蜜茶

原料：罗汉果花5克，蜂蜜、绿茶各适量。

做法：

1.将罗汉果花和绿茶放入茶杯中，冲入适量沸水。

2.静置5~10分钟，调入蜂蜜后代茶饮。

功效：清热润肺，解毒消肿，化痰止咳。对缓解咽喉炎所致的咽喉肿痛有特效。

扫码获取

✔耳鼻咽喉科普课　✔鼻咽炎预防指南
✔经络养生与康复　✔运动健康记录本

金银花

金银花为忍冬科植物忍冬的干燥花蕾，夏初花开放前采收、干燥。金银花外形呈棒状，上粗下细，略弯曲，表面呈黄白色或绿白色，密被短柔毛。在限定使用范围和剂量内，金银花既可以作为食材食用，也可以作为中药材来治病。

食物档案

性味归经	味甘，性寒，归肺、心、胃经
关键营养	铁、锰、铜、槲皮素、三萜类等活性成分
适宜人群	适宜经常上火、流行性感冒、风热感冒、急性扁桃体炎、牙龈炎、痈肿疔疮、肠道感染等患者食用
食用禁忌	脾胃虚寒或阴盛偏寒体质者慎用

养肺防病功效

金银花气味芬芳，清热解毒的功效非常显著。金银花既能疏散风热，又能清热解毒，适用于外感风热或温病发热、咳嗽、中暑、口腔溃疡、咽喉肿痛、疮疖肿毒及其他多种感染性疾病。制成凉茶饮用，还可预防中暑、感冒及胃肠道传染病。

养肺宜忌吃法

☑ **泡茶**：金银花可以单独泡水喝，也可以和菊花、茉莉花等搭配，具有清热泻火的作用。

☑ **金银花露**：金银花还可以经蒸馏获得金银花露，具有清热解暑的功效，适合夏天饮用。

☑ **煮粥、煲汤**：搭配大米、莲子等食材煮粥或煲汤，可以清热、解暑。

养肺小偏方

金银花、白糖各18克，放入杯中，用开水浸泡，凉后当茶饮。具有清热消暑的功效，还可治疗咽痛。

医生推荐的养肺食谱

三花茶

原料：金银花15克，菊花10克，茉莉花3克。

做法：

将金银花、菊花、茉莉花一起放入茶杯中，用沸水冲泡，闷泡10~15分钟，代茶饮。

功效：清热解毒。可缓解外感风热所致的感冒、咽喉肿痛。

扫码获取

✔耳鼻咽喉科普课　✔鼻咽炎预防指南
✔经络养生与康复　✔运动健康记录本

第五章　养肺阻击肺系病，饮食调养少不了

荸荠

荸荠，也叫马蹄，皮色紫黑，肉质洁白，营养丰富。球茎富含淀粉，可供生食、熟食或提取淀粉，味道甘美，有"地下雪梨"的美誉；也可供药用，能够生津润肺、清热化痰、凉血解毒。荸荠中可提取出抗菌成分，对金黄色葡萄球菌、大肠杆菌及绿脓杆菌均有一定的抑制作用，在急性传染病高发的春季，多吃些荸荠，可起到防病养肺的作用。

食物档案

性味归经	味甘，性寒，归肺、脾、胃经
关键营养	蛋白质、膳食纤维、糖类、维生素C、钙、磷、镁、铁、锌等
适宜人群	一般人群均可食用，尤其适合发热、慢性气管炎、咳嗽多痰、咽喉干痛、肺癌等患者食用
食用禁忌	中气虚寒者慎用

养肺防病功效

中医认为，荸荠性寒，具有清肺热、生津润肺、祛湿化痰的功效，可用于治疗热病消渴、痰热咳嗽、咽喉肿痛、外感风热等疾病；荸荠中含有防治癌症的有效成分，可作为肺癌患者的辅助治疗食品。春秋季节气候干燥，很容易导致肺热咳嗽、发热，这时吃些荸荠，就能起到很好的防治作用。

养肺宜忌吃法

☑ **生食**：荸荠可去皮后直接嚼着吃，或做凉拌菜，也可以榨汁饮用，清热化痰、润肺生津的效果更好。如果是咽喉肿痛、咽干口渴、痰热咳嗽的人，这样吃最适宜。

☑ **熟食**：煮水、煲汤、炒等均可。不仅养肺，还能开胃消积。如果搭配杏仁、银耳、莲藕等食材，可使清肺润肺的效果加倍。

"拯救"鼻咽炎

养肺小偏方

将500克荸荠洗净，去皮，捣汁，加少量水煮沸，稍凉后调入50克蜂蜜拌匀，每次2汤匙，每天用水冲服2次，可治疗百日咳。

医生推荐的养肺食谱

荸荠水

原料：新鲜荸荠12个。

做法：

荸荠洗净，去皮，切成小块，放入锅中，加足量水，大火煮开后转小火煮20分钟即可。

功效：清热解毒，生津开胃，润燥止咳。

扫码获取

✓耳鼻咽喉科普课　✓鼻咽炎预防指南
✓经络养生与康复　✓运动健康记录本

柑橘

柑橘是橘、橙、柑、柚等这一类水果的总称，其区别是：橘的果皮薄，果皮和果肉容易分开，果瓣之间也容易分开；橙果皮厚，果皮和果肉、果瓣之间都很紧密；柑是橘和橙的天然杂交种，果皮比橘厚些，但是容易剥开。柑橘不仅果肉能食用，橘络、枳壳、枳实、青皮、陈皮还是传统的中药材，是药食两用的佳品。

食物档案

性味归经	味甘、酸，性凉，归肺、胃经
关键营养	糖类、膳食纤维、维生素C、果胶、柠檬酸、类黄酮、类胡萝卜素等
适宜人群	一般人群均可食用，尤其适宜慢性支气管炎、咳嗽、痰多气喘、食欲不振者食用
食用禁忌	有痰饮者慎食，忌一次食用过多

养肺防病功效

柑橘具有清热化痰、开胃理气、生津止渴等功效，适合呕逆少食、胃阴不足、口中干渴、肺热咳嗽者调养食用。而且，柑橘类水果中含有丰富的维生素C，可以增强人体免疫力，预防呼吸系统疾病。

养肺吃法宜忌

☑ **直接食用**：柑橘果肉可直接食用，也可做沙拉或蛋糕的配料。

☑ **榨汁**：柑橘类水果可单独榨成果汁，也可与猕猴桃、草莓等同榨，生津清热的效果更好。

☑ **拌、炒、蒸、煮、炖等**：柑橘可与银耳、酸奶、白果、薏米、薄荷等搭配食用。

☒ **做果酱、罐头、蜜饯、果冻等**：易使人摄入过多的糖，助湿生痰，对养肺不利。

养肺小偏方

橘子2个，洗净，放在温开水中浸泡1分钟，然后用布擦干，用中火烧烤至外皮微焦，冷却后不去皮，整个食用。每天3次，可化痰止咳。适用于因寒而致的咽痛、咳嗽等。

医生推荐的养肺食谱

蜂蜜柚子茶

原料：柚子500克，蜂蜜200克，冰糖50克。

做法：

1.柚子洗净，取柚子皮，去掉白瓤后切成细丝；把柚子果肉剥出，用勺子捣碎。

2.将柚子肉、柚子皮丝、冰糖放入锅里，加适量清水，大火煮沸后转小火慢炖，直至汤汁变黏稠、柚子皮呈金黄色时关火；凉凉后加蜂蜜拌匀，装在玻璃罐里，放进冰箱冷藏1周即可。

功效：温服，润肺化痰。

扫码获取

✔耳鼻咽喉科普课　✔鼻咽炎预防指南
✔经络养生与康复　✔运动健康记录本

第五章　养肺阻击肺系病，饮食调养少不了

二、用润肺食物滋养肺阴

梨

梨是蔷薇科梨属的植物，种类很多，如皇冠梨、鸭梨、雪花梨、香梨、大黄梨、京白梨等。虽然外皮颜色不一，但果肉通常为白色，鲜嫩多汁，口味甘甜，深受人们喜爱，有"天然矿泉水"之称。梨具有很好的生津润燥作用，秋季气候干燥，正是梨大量上市的季节，此时多吃些梨，可有效缓解秋季鼻腔干燥、鼻出血、口干舌燥、干咳少痰等症状。

食物档案

性味归经	味甘、微酸，性寒，归肺、胃经
关键营养	糖类、膳食纤维、维生素C、果酸、鞣酸、果胶等
适宜人群	一般人群均可食用，尤其适合咳嗽痰稠或无痰、咽喉发痒干痛、便秘、饮酒、吸烟的人食用
食用禁忌	脾胃虚寒、脾虚便溏、外感风寒咳嗽、手脚发凉、宫寒痛经者少食，夜尿频多者少食，糖尿病患者慎食，产妇可热食

养肺防病功效

梨是滋阴润肺、生津润燥、清热化痰的佳品。凡是热病伤阴或阴虚所致的干咳、口渴、便秘等症，或者是内热所致的烦渴、咳喘、痰黄等症，都可以通过吃梨来缓解。

养肺吃法宜忌

☑ **生食**：梨洗净后可直接食用，或者搭配蜂蜜、冰糖等榨汁饮用，可补水润肺，对于改善鼻腔干燥或急性气管炎、感冒患者所出现的咽喉干、痒、痛等症状，效果都很好。

☑ **熟食**: 可煮水、隔水蒸、熬粥或汤羹，润肺止咳，治疗燥咳。

☒ **做果酱、果脯、罐头等**: 会使人摄入过多的糖，助湿生痰，对养肺不利。

养肺小偏方

1.雪花梨1个，洗净，榨汁，加入炖好的银耳，再炖10分钟，搅匀后慢慢咽服。早晚各1次，可滋肾阴，清虚火，治疗咽炎日久、局部红肿、声音嘶哑等症。

2.梨1个，陈皮10克。将梨洗净、去皮、去核、切块；陈皮洗净，与梨块一起煮汤。可生津润肺、化痰止咳，特别适合秋季用于改善肺燥、咽干、咳嗽等症状。

▌医生推荐的养肺食谱

梨藕汁

原料: 梨1个，莲藕100克。

做法:

1.梨去皮、去核，切小块；莲藕去皮，切小块。

2.将梨块、莲藕块一起放入榨汁机中榨成汁即可。

功效: 清肺、润肺、止咳。可缓解慢性咽炎、支气管炎。

扫码获取

✓耳鼻咽喉科普课　✓鼻咽炎预防指南
✓经络养生与康复　✓运动健康记录本

枇杷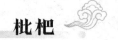

枇杷为蔷薇科植物枇杷的果实，因其叶子形状似乐器琵琶而得名。味道甜美，含有多种营养成分，能够有效地补充机体营养，提高抗病能力，强身健体。除了枇杷果，枇杷的全身都是宝，叶、花、皮、根、核都可入药，素有"果中之皇"的美誉，是养肺润肺、防治鼻咽炎的食疗佳品。

食物档案

性味归经	味甘、酸，性平，归肺、胃经
关键营养	果糖、葡萄糖、钾、铁、钙、维生素A、维生素C等
适宜人群	一般人群均可食用，尤其适宜肺热咳喘、久咳不愈、咽干口渴者食用
食用禁忌	痰热者少食

养肺防病功效

枇杷药性平和，功效缓和，不仅能润肺止咳，还能清热生津。初夏时节，如果出现咽干、口渴、咳嗽多痰、流黄鼻涕等鼻炎、咽炎症状，都可以吃几颗枇杷来清热、润肺、祛火。

养肺宜忌吃法

☑ **鲜食**：把鲜枇杷洗净，剥皮后直接吃，能清热止渴，改善口干、烦渴等症状。但要注意不能多食，否则会助湿生痰。

☑ **熟食**：枇杷去核后，可搭配大米、银耳、冰糖、百合、蜂蜜等食材煮粥、煲汤、熬膏，滋阴润肺的效果非常好。枇杷因含多酚类成分，剥皮后，容易褐化变色，浸泡于冷水、糖水或盐水中，可防止变色。

☑ **泡酒**：新鲜枇杷可与低度白酒、冰糖一同酿制成枇杷酒存着，随时饮用。

养肺小偏方

老枇杷叶60克，刷毛洗净，切碎，放入锅中，加水煎煮15分钟，去渣取汁。分早晚2次服用，可治疗肺热咳嗽，并防治流行性感冒。

医生推荐的养肺食谱

枇杷银耳粥

原料：大米100克，枇杷40克，银耳（干）30克。

调料：冰糖10克。

做法：

1.把大米淘洗干净；枇杷洗净，撕去外皮，切成两半，剔去果核；干银耳用温水泡发，择洗干净，撕碎。

2.把大米、银耳放入锅中，加入清水，用大火煮沸后，改用小火熬煮；至粥将成时，加入枇杷果肉、冰糖，再煮两三分钟即可。

功效：润肺滋阴。

扫码获取

✓耳鼻咽喉科普课　✓鼻咽炎预防指南
✓经络养生与康复　✓运动健康记录本

甘蔗

甘蔗为禾本科植物甘蔗的茎秆。秋后采收，砍取地上部分食用，汁多味甜似蜜，清凉爽口，含糖量很高，且极易被人体吸收利用。另外，甘蔗中铁的含量也特别高，故素有"补血果"的美称。秋季是甘蔗上市的季节，古人讲究"不时不食"，秋季多吃甘蔗，可以起到抵御秋燥、滋阴润肺的作用。

食物档案

性味归经	味甘、平，性温，归肺、胃经
关键营养	糖类、氨基酸、维生素C、钙、铁等
适宜人群	一般人群均可食用，尤其适宜咽干口渴、发热、便秘者食用
食用禁忌	虚热出血者慎用

养肺防病功效

甘蔗具有清热和胃、滋阴润燥、生津止渴等功效，适用于阴虚肺燥所致的干咳、咽喉肿痛，以及热病伤阴所致的发热、口渴等病症。

养肺宜忌吃法

☑ **榨汁**：甘蔗可单独榨汁，也可搭配梨、白萝卜、蜂蜜等一起榨汁喝，可生津清热，预防秋燥，改善咽炎、气管炎等病症。

☑ **熟食**：可搭配大米、小米、山药、百合等熬粥、做汤，有滋阴润肺的作用。

注意啦！

购买甘蔗时，要选择新鲜、没有破损、没有霉斑的甘蔗。甘蔗肉一般是白色或黄色，如果变红了，说明已经滋生细菌，发生变质，不可食用。

养肺小偏方

将500克甘蔗去皮，切成小块；200克荸荠洗净，去皮，对半切开；二者与50克茅根一起放入锅中，水煎取汁，代茶饮。每天2次，可清热、利咽，治疗伴有发热、口干、小便黄赤的急慢性咽喉炎等。

■ 医生推荐的养肺食谱

甘蔗糖水

原料：鲜甘蔗500克。

调料：冰糖适量。

做法：

1.将鲜甘蔗剥皮，切成小块，放入榨汁机中榨汁。

2.将甘蔗汁倒入锅中，加水煮沸后加入冰糖，搅拌至完全溶解即可。

功效：滋阴润肺。可改善鼻炎、咽炎。

扫码获取

✓耳鼻咽喉科普课　✓鼻咽炎预防指南
✓经络养生与康复　✓运动健康记录本

百合

"九九归一"，打一中药名，谜底为百合。因其根茎由几十瓣白色鳞片层叠抱合，状似白莲，"百片合成"，故名百合。其花、鳞茎均可入药，是一种药食兼用的植物。作为心肺常用的中药材，百合对秋季气候干燥而引起的多种肺系疾病有一定的预防作用。

食物档案

性味归经	味甘，性平，归心、肺经
关键营养	糖类、蛋白质、生物碱、钙、磷、铁、镁、锌、硒等
适宜人群	一般人群均可食用，尤其适宜体虚肺弱、肺气肿、肺结核、咳嗽、咯血等患者食用
食用禁忌	忌多食

养肺防病功效

百合具有宁心安神、润燥止咳、美容润肤等功效，是养心润肺的食疗佳品，对阴虚肺燥所引起的干咳、咯血、咽干、喑哑等症都有较好的调养作用。

养肺宜忌吃法

☑ **鲜食**：新鲜百合可凉拌或榨汁食用，润燥清热的效果显著，可治疗肺燥或肺热咳嗽等症。

☑ **干品**：可泡水代茶饮，也可搭配其他食材煮粥、煲汤、清蒸，还可以打成粉后用开水冲服、做糕点等。

养肺小偏方

百合100克，蜂蜜50克，拌匀蒸熟，睡前食用适量。适用于口干、久咳、神经衰弱、睡眠欠佳、心烦失眠等症。

医生推荐的养肺食谱

甘蔗萝卜百合汁

原料: 鲜百合100克，甘蔗、白萝卜各200克。

做法:

1.将甘蔗去皮，洗净，切碎，榨汁；白萝卜洗净，切碎，榨汁；百合洗净。

2.将百合放入锅中加水煮烂，与甘蔗汁、白萝卜汁混合，临睡前饮用即可。

功效: 润肺清热，祛痰止咳。适用于咽炎、热咳等。

扫码获取

✓耳鼻咽喉科普课　✓鼻咽炎预防指南
✓经络养生与康复　✓运动健康记录本

花生

　　花生，又名"落花生"，是蔷薇目豆科一年生草本植物，是我国产量丰富、食用广泛的一种坚果。花生米中富含卵磷脂和不饱和脂肪酸，在滋补气血、促进脑细胞发育、增强记忆力、防老抗衰等方面都有较好的食疗保健作用，因此赢得"长生果"的美誉。从中医角度来说，花生是在秋季成熟的，是应季食物，搭配食用自然也是润肺防秋燥的食疗佳品。

食物档案

性味归经	味甘，性平，归肺、脾经
关键营养	蛋白质、脂肪、糖类、B族维生素、维生素E、维生素K、钙、磷、钾、镁等
适宜人群	一般人群均可食用，尤其适宜燥咳少痰、大便燥结、食少体弱、营养不良等患者，以及儿童、青少年、老年人、妇女产后缺乳者食用
食用禁忌	寒虚体质者少食

养肺防病功效

　　花生可用于改善营养不良、咳嗽痰多、燥咳少痰、大便燥结等症。雾霾天气和秋季干燥的气候都会刺激呼吸系统，导致鼻干、咽干、皮肤干燥、燥咳等不适症状，这时经常吃些花生，可有效缓解不适症状。

养肺吃法宜忌

☑ **生食**：花生去壳后可直接食用，也可搭配黄豆、薏米等榨汁饮用。但要注意，发霉的花生千万不能吃，否则会引起食物中毒。

☑ **熟食**：花生可煮熟后直接食用，也可搭配芹菜、莲藕、胡萝卜等做成凉拌菜，或搭配大米、大枣等煮粥或煲汤，都能起到润肺的作用。

☒ **油炸、炒、香辣**：易使人摄入大量油脂、盐及辣椒，容易上火，助湿生痰。

养肺小偏方

花生米、百合、北沙参各10克，加水煮30分钟后加适量冰糖。每天3次，可滋阴润肺、祛痰止咳，改善咽干、咳嗽痰多等症状。

医生推荐的养肺食谱

花生豆浆

原料：花生米30克，黄豆40克。

做法：

花生米、黄豆分别洗净，一起放入豆浆机中，加入适量清水，打成豆浆即可。

功效：滋阴润肺，补血益气。

扫码获取

✓耳鼻咽喉科普课 ✓鼻咽炎预防指南
✓经络养生与康复 ✓运动健康记录本

杏仁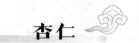

　　杏仁是蔷薇科杏的种子，分为甜杏仁和苦杏仁，其中甜杏仁的味道微甜、细腻，富含不饱和脂肪酸、黄酮类和多酚类成分，能够降低人体内胆固醇的含量，显著降低心脏病和很多慢性疾病的发病风险，还有润燥护肤的作用，是很好的食疗保健佳品；而苦杏仁则带苦味，因为其含有一种独特物质——苦杏仁苷，它在体内的水解物对呼吸中枢有抑制作用，可镇咳、平喘，故多作药用。

食物档案

性味归经	味甘、苦，性温，归肺、大肠经
关键营养	蛋白质、脂肪、糖类、苦杏仁苷、维生素E、镁、钙、钾等
适宜人群	一般人群均可食用，尤其适合上火、咳嗽、肠燥便秘、咳喘者调养食用
食用禁忌	痰热者少食

养肺防病功效

　　杏仁有润燥、降肺气、止咳平喘的作用。如果出现口干舌燥、咽喉疼痛、流鼻血、感冒咳嗽、痰多、气喘等症状，不妨吃点杏仁，对改善症状非常有效。

养肺宜忌吃法

☑ **甜杏仁**：炒熟后可当零食，也可搭配梨、牛奶、大米、核桃、百合等榨汁、煮粥、煲汤或做菜，润肺效果都不错。

☑ **苦杏仁**：入药，一次服用不可过多，每次以不超过9克为宜。

注意啦！

　　苦杏仁有少量毒性，食用前必须先在水中浸泡多次，并加热煮沸，以减少其中的有毒物质。

拯救"鼻咽炎"

养肺小偏方

甜杏仁3克，百合15克，用冷水泡开，放入碗中，上锅蒸1小时，稍凉后调入适量蜂蜜即可。可润肺、止咳、平喘，治疗中老年慢性支气管炎。

医生推荐的养肺食谱

杏仁麦冬饮

原料：甜杏仁3克，麦冬5克。

调料：冰糖适量。

做法：

1.将甜杏仁洗净、浸透，加水打成汁。

2.麦冬洗净，放入锅中，加水煎煮15分钟。

3.倒入杏仁汁，加入冰糖，继续煎煮5分钟左右即可。

功效：滋阴润肺，止咳平喘。适用于肺热所致的咳喘、痰多等症。

扫码获取

✓耳鼻咽喉科普课　✓鼻咽炎预防指南
✓经络养生与康复　✓运动健康记录本

第五章　养肺阻击肺系病，饮食调养少不了

129

银耳

银耳，又称白木耳、雪耳等，因寄生在朽木上，色白，其形卷曲，好像耳朵，故名。银耳胶质，半透明，柔软、有弹性，质润多液，含有丰富的营养物质，素有"菌中之冠"的美称。作为补品，银耳滋润而不腻滞，善于滋阴润肺，又长于益胃生津，尤其适宜阴虚火旺、不受温热滋补的人调养食用。

食物档案

性味归经	味甘、淡，性平，归肺、胃、肾经
关键营养	蛋白质、维生素D、膳食纤维、银耳多糖、钙、磷、铁、硒等
适宜人群	一般人群均可食用，尤其适宜肺热咳嗽、肺燥干咳、老年慢性支气管炎、肺源性心脏病、体虚、皮肤干燥粗糙、高血压、血管硬化、便秘、月经过多者食用
食用禁忌	风寒咳嗽、脾虚腹泻者忌食

养肺防病功效

中医认为，银耳有补肺益气、养阴润燥、养胃生津等功效，是名贵的营养滋补佳品，可与多种中药或药食同源的食材等同用。如果你有咳黄痰或白黏痰、痰中带血、口鼻干燥、咽痛、便秘等症状，及时吃些银耳，配合治疗就能得到缓解。另外，银耳富有天然植物性胶质，外加其具有滋阴的作用，长期服用可以润肤，祛除脸部色斑，爱美的女性朋友不妨多吃些。

养肺宜忌吃法

☑ **凉拌**：用温水泡发后，可搭配黄瓜、胡萝卜等食材做凉拌菜。注意，在浸泡的过程中最好每隔1小时换一次水，以彻底清除其中的二氧化硫，并把黄色的根部去掉。

☑ **煮粥或煲汤**：可搭配莲子、枸杞子、百合、梨等食材，煮熟的银耳会释放更多多糖类物质和胶质，滋阴补肺的效果更好。

养肺小偏方

银耳20克，青果、菊花各5克，绿茶5克，冰糖少许。将银耳泡发，撕成小朵，与青果一起放入锅中，加水煮开，转小火煮10分钟，加入菊花、绿茶、冰糖，再煮2~3分钟，代茶饮。可清热利咽，治疗肺热引起的口干舌燥、咽炎、喉咙肿痛等症。

■医生推荐的养肺食谱

银耳杏仁鸽蛋羹

原料：杏仁10克，银耳50克，鸽蛋20个。

调料：植物油、盐、料酒、鸡精、水淀粉各少许。

做法：

1.将杏仁加水煮20分钟；银耳用温水泡发，去根，撕成小朵。

2.鸽蛋洗净，打入碗中，搅散，放入银耳，上锅蒸熟。

3.油锅烧热，加入水、盐、料酒、鸡精和杏仁，煮开后用水淀粉勾芡；再将调好的浓汤汁浇在鸽蛋上即可。

功效：滋阴生津，润肺止咳。

扫码获取

✓耳鼻咽喉科普课 ✓鼻咽炎预防指南
✓经络养生与康复 ✓运动健康记录本

蜂蜜

蜂蜜又名蜜糖、蜂糖，滋味甜润，具有蜜源植物特有的花香味，所含的单糖不需要经过消化就可以被人体吸收。蜂蜜中还含有多种酶和矿物质，经常食用能迅速补充体力，消除疲劳，提高人体免疫力，是很好的营养保健食品。

食物档案

性味归经	味甘，性平，归肺、脾、胃、大肠经
关键营养	蛋白质、糖类、有机酸、活性酶、芳香物质、维生素、铁、钾、钙等
适宜人群	一般人群均可食用，尤其适宜肺燥咳嗽、干咳无痰、肠燥便秘、结肠炎、痢疾、慢性胃炎、心脏病、高血压、肝病、神经衰弱、贫血等者食用
食用禁忌	痰湿患者慎用

养肺防病功效

蜂蜜具有滋阴补气、润肺养胃、润肠通便等功效，主治肺燥、干咳、鼻炎、鼻窦炎、胃炎、体虚、肠燥便秘等症。此外，蜂蜜中含有大量的抗氧化剂，有防止皮肤干燥、美容抗衰老的作用。

养肺宜忌吃法

☑ **冲服**：水温不超过35℃，早晚各喝一杯蜂蜜水，可缓解疲劳、美容养颜，改善上气咳嗽、喘息、喉中有物等症状。

☑ **泡茶**：蜂蜜可搭配菊花、金银花等泡茶喝，可清热利咽，缓解风热感冒所致的咽喉肿痛、口干渴等症状。

☑ **煮粥、煲汤、炖羹**：可搭配百合、杏仁、莲子、山药等食材煮粥、煲汤、炖羹，增强滋阴润肺的功效。

☑ **榨果汁**：搭配梨、柑橘等水果榨汁饮用，可生津润燥、润肺止咳。

养肺小偏方

将200克生姜洗净，切碎，放入干燥的容器中，加入蜂蜜至没过生姜即可，拌匀后密封，放在通风处保存。每次取半匙，含于口中再缓缓吞咽。每天3~5次，可有效改善声音嘶哑。

医生推荐的养肺食谱

蔗浆蜜粥

原料: 甘蔗1000克，大米100克，蜂蜜30克。

做法:

1.将甘蔗去皮，洗净，切碎，榨汁备用。

2.大米加水煮为稀粥，将熟时调入甘蔗汁，继续煮至粥熟；粥稍凉后调入蜂蜜即可。

功效: 清热润燥，生津止渴。可治疗燥热袭肺、干咳少痰等症。

扫码获取

✔耳鼻咽喉科普课　✔鼻咽炎预防指南
✔经络养生与康复　✔运动健康记录本

冰 糖

　　冰糖是由白砂糖煎炼而成的冰块状结晶，成分主要以蔗糖为主，故名。冰糖有单晶体和多晶体两种，呈透明或半透明状，不易变质，除可作糖果食用外，还可以用来烹羹炖菜或制作甜点。入药用时，冰糖也是泡制药酒、炖煮补品的辅料，可以起到滋阴润肺、生津润燥的效果。

■ 食物档案

性味归经	味甘，性寒，归肺、脾经
关键营养	葡萄糖、果糖等
适宜人群	一般人群均可食用，尤其适宜肺燥咳嗽、口燥咽干、咳痰带血、阴虚久咳、咽喉肿痛者调养食用
食用禁忌	糖尿病患者、痰湿热者慎用，忌过量食用

■ 养肺防病功效

　　中医认为，冰糖具有养阴生津、润肺和胃、补中益气、止咳化痰等功能，虽然很甜，但性质比较平和，不易留湿、生痰、化热，历来都是中医临床和民间用于润肺止咳的药食佳品，对于上火所致的口燥咽干、咽喉肿痛、口疮、风火牙痛、肺热咳嗽、痰多痰黏等症有很好的改善作用。

■ 养肺吃法宜忌

☑ **直接食用**：冰糖可作为糖果直接含化食用，有助于缓解口干舌燥、咽炎、咽痒。

☑ **煮粥、煲汤、炖羹**：冰糖可搭配银耳、梨、木瓜、百合、莲子等食材煮粥、煲汤、炖羹，养阴润肺、排毒养颜。

☑ **做辅料**：可以搭配山楂、山药、柑橘、黑枣等制作成各种口味的糖葫芦，能提升口感。

养肺小偏方

白萝卜200克，去皮，切小段，焯水，加入适量冰糖、醋、香油，拌匀食用。每天2次，连服数日，可止咳化痰，治肺燥咳嗽。

医生推荐的养肺食谱

冰糖银耳羹

原料：冰糖50克，水发银耳100克。

做法：

银耳洗净，加水开小火煎熬2~3小时，加入冰糖煮化即可。

功效：滋阴润肺，美容养颜。

扫码获取

✔耳鼻咽喉科普课　✔鼻咽炎预防指南
✔经络养生与康复　✔运动健康记录本

135

三、用辛味食物宣通肺气

生姜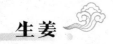

　　生姜，为多年生宿根草本姜属植物姜的新鲜根茎，肉质肥厚，扁平，多分枝，有芳香和辛辣味。生姜有嫩姜与老姜之分，食用时多用嫩姜，药用时以老姜为佳。生姜中的姜辣素对口腔和胃黏膜有刺激作用，能促进消化液分泌，增进食欲；姜油酮对呼吸和血管运动中枢有兴奋作用，能促进血液循环，是集营养、调味、保健于一身的佳品。

食物档案

性味归经	味辛，性微温，归肺、心、脾、胃经
关键营养	姜酮、姜醇、姜酚等
适宜人群	一般人群均适用，尤其适宜体质偏寒、胃寒、食欲不振、胃寒呕吐或腹痛、风寒感冒等患者食用
食用禁忌	阴虚火旺者少食

养肺防病功效

　　生姜具有发汗解表、宣肺化痰、温中止呕等功效，可用于外感风寒、风寒咳嗽、胃寒呕吐等病症的调治，尤其是治疗恶心呕吐的良药，有"呕家圣药"的美誉。

养肺吃法宜忌

　　☑ **凉拌、清炒、爆炒**：嫩姜也叫子姜，可凉拌、清炒、爆炒等，但注意一次不宜吃得过多，以免导致口干、咽痛、便秘等上火症状。

☑️ **煎汤、煮粥**：老姜可搭配葱白、红糖、陈皮、紫苏叶等煎汤、煮粥，宣肺解表的功效显著。注意，腐烂、冻坏的生姜不能吃，因为生姜变质后会产生致癌物。

❎ **配酒**：吃姜时不要饮酒，因为二者都是温热食物，合用易助火生疮，诱发呼吸系统疾病。

养肺小偏方

生姜5片，紫苏叶5克，放入锅中，加入适量清水煎煮15分钟。每天1剂，可解表散寒、开宣肺气，治疗风寒感冒。

医生推荐的养肺食谱

姜糖水

原料：生姜25克，红糖10克。

做法：

生姜切丝，放入锅中，加水适量，煎煮5分钟，放入红糖，继续煎煮2分钟即可，趁热饮用。

功效：发散风寒，能缓解风寒感冒所致的鼻塞流清涕、恶寒发热、头痛等症状。

扫码获取

✔耳鼻咽喉科普课 ✔鼻咽炎预防指南
✔经络养生与康复 ✔运动健康记录本

葱茎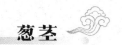

葱茎为百合科植物葱远根部的绿色部分。北方以大葱为主，南方多产小葱，味辛辣，含有挥发油及多种营养素，是日常厨房里的必备之物，不仅可作调味品和蔬菜食用，还能防病保健，是风寒感冒初期颇有特效的药食兼用品材。

食物档案

性味归经	味辛，性温，归肺、胃经
关键营养	膳食纤维、维生素C、钙、镁、铁、大蒜素等
适宜人群	一般人群均可食用，尤其适宜风寒感冒、恶寒发热、头痛鼻塞、阴寒腹痛、痢疾泄泻、虫积内阻、乳汁不通、二便不利等患者食用
食用禁忌	表虚、汗多、胃溃疡者忌食

养肺防病功效

葱茎具有解表散寒、温肺通阳的作用，可用于外感风寒所致的鼻塞流涕、怕冷发热、恶寒头痛等症。特别是葱茎中含有的大蒜素，既能刺激身体汗腺，促进发汗，发散寒邪，还有抑制癌细胞生长的作用。

养肺宜忌吃法

☑ **鲜食**：葱茎可蘸酱生吃，也可凉拌当小菜食用。

注意啦！

生食葱茎后，口腔中会留下"葱臭味"，可用浓茶漱口，或在嘴里放几片茶叶咀嚼，就可去除异味。

☑ **熟食**：可搭配生姜、竹叶、淡豆豉等煮水或煮粥，宣肺散寒；也可搭配鱼、肉等做汤羹或炒食，能祛除鱼、肉等食物的腥膻味，并产生特殊香气，促进食欲及对营养素的吸收。

养肺小偏方

葱茎2~3段，以水蒸透，以热气熏合谷穴、迎香穴，每天2~3次，可散寒通阳，治疗受寒所致的鼻炎。

医生推荐的养肺食谱

葱姜糯米粥

原料: 葱茎7根，生姜15克，糯米50克。

调料: 食醋50毫升。

做法:

1.将糯米淘洗干净，放入锅中，加入适量清水煮成粥。

2.将葱茎、生姜捣烂，放入糯米粥中继续煮5分钟。

3.加入食醋，搅匀后即可。

功效: 益气补虚，散寒解表。适用于风寒感冒引起的头痛、发热恶寒、浑身酸痛、鼻塞流清涕、咳嗽、打喷嚏，以及胃寒呕恶、不思饮食等症。

注意: 如果患者腹内饱胀、不思饮食，可去掉糯米，改用粳米。

扫码获取

✔耳鼻咽喉科普课　✔鼻咽炎预防指南
✔经络养生与康复　✔运动健康记录本

大蒜

　　大蒜，又名蒜头，是蒜类植物的统称，地下鳞茎分瓣。按皮色不同，分为紫皮种和白皮两种。其中，紫皮蒜辛辣味浓，多在春季播种，成熟期晚；白皮蒜有大瓣和小瓣两种，辛辣味较淡，多于秋季播种，成熟期略早。大蒜虽然味道辛辣，但营养价值很高，具有宣肺、杀菌、护肝、调节血糖、保护免疫力等作用，也因此被人们誉为"天然抗生素"。

食物档案

性味归经	味辛，性温，归五脏
关键营养	膳食纤维、维生素C、大蒜素、钙、铁、锗、硒等
适宜人群	一般人群均可食用，尤其适宜肺结核、风寒感冒、风寒咳嗽、流行性感冒、肠炎、癌症、食欲不振、高血压、动脉硬化等患者食用
食用禁忌	湿热者少食

养肺防病功效

　　大蒜色白、入肺，最善除肺经风邪，有解表祛风、化痰止咳的功效。在呼吸道疾病高发的季节，每天吃几瓣大蒜，可预防呼吸道感染，减轻发热、咳嗽、喉痛、鼻塞等鼻咽炎及感冒的症状。

养肺宜忌吃法

☑ **生食**：大蒜可直接嚼食，抗炎杀菌的效果最好；也可切末或捣泥，做凉拌菜时调味使用；还可把大蒜泥与芝麻油、醋、老抽等拌匀，做饺子、白切肉的蘸料，能够提味增香、促进食欲。

☑ **熟食**：可用大蒜煮水、煎汤，还可以捣成大蒜蓉，搭配油麦菜、西蓝花、娃娃菜、茄子、虾等食材制作营养美味的菜品。大蒜熟后抗炎杀菌的作用减弱。

「拯救」鼻咽炎

护肺小偏方

大蒜适量，切片，贴足心。可治疗脑泻鼻渊所致的鼻塞、流腥臭浊涕、嗅觉丧失等症。

医生推荐的护肺食谱

蒜糖水

原料：大蒜5瓣。

调料：蔗糖适量。

做法：

将大蒜捣成大蒜泥，放入杯中，加冰糖适量，用开水冲泡即可。

功效：代茶饮，可宣肺发汗，能快速地止咳。

扫码获取

✔耳鼻咽喉科普课　✔鼻咽炎预防指南
✔经络养生与康复　✔运动健康记录本

第五章　养肺阻击肺系病，饮食调养少不了

洋葱

洋葱又名圆葱、葱头，是百合科、葱属二年生草本植物。根据皮色，洋葱可分为白皮、黄皮和紫皮三种。相对于其他两个品种，紫皮洋葱的味道更辛辣，含有的槲皮素等黄酮类物质更多。食用后，经呼吸道、泌尿道、汗腺排泄时，能轻微刺激管道壁，起到祛痰、利尿、发汗及预防感冒的作用，因此有"菜中皇后"的美誉。

食物档案

性味归经	味辛，性温，归心、脾、胃经
关键营养	黄酮类化合物、葱蒜辣素、槲皮素、前列腺素A、钾、维生素C、烟酸、叶酸、钙、锌、硒、膳食纤维等
适宜人群	一般人群均可食用，尤其适宜风寒感冒、咳嗽痰多、流行性感冒、消化不良、饮食减少、癌症、高脂血症、动脉硬化等患者食用
食用禁忌	虚久、有狐臭者少食

养肺防病功效

洋葱有强烈的气味，辛温发散，能畅通血脉、温中下气、消谷能食，促进气血运行，具有宣肺和胃、下气止咳、祛湿化痰、解毒杀菌等功效。此外，洋葱中含有的植物杀菌素，对多种致病菌有杀伤及抑制作用。所以，每天吃些洋葱，既可以抗寒，还可以保护肺和呼吸道健康，对防治流行性感冒、风寒感冒等病症均有一定的效果。

养肺宜忌吃法

☑ **生食**：洋葱可以直接生食，如做凉菜、沙拉或榨汁，宣肺祛痰的效果更好。

☑ **熟食**：洋葱可以和黑木耳、西红柿、羊肉、鸡蛋等食材搭配炒食或做汤，还可以作为饺子、包子的馅料。

养肺小偏方

洋葱50克去皮，洗净，切碎，加水煮熟，稍凉后调入盐，有利于清解油腻，保护食欲，有助于培土生金，保护肺气。

医生推荐的养肺食谱

凉拌五彩素丝

原料：土豆、洋葱、胡萝卜、黄瓜、青椒各1个。

调料：香醋、芝麻油各1小匙，盐、白芝麻、大蒜蓉各适量。

做法：

1.将土豆、胡萝卜分别洗净，去皮，切丝，焯熟过冷水；洋葱、黄瓜、青椒分别洗净，切丝。

2.将土豆丝、胡萝卜丝、洋葱丝、黄瓜丝、青椒丝一起放入盘中，加入大蒜蓉、盐、香醋拌匀，略腌一会儿。

3.淋上芝麻油，撒上白芝麻，即可。

功效：宣肺散寒，增强食欲，补充营养。

扫码获取

✓耳鼻咽喉科普课 ✓鼻咽炎预防指南
✓经络养生与康复 ✓运动健康记录本

薤白

薤白，为百合科绿色植物小根蒜或薤的根茎，不仅可以作为蔬菜食用，还可入药。做药用时，北方多在春季、南方多在夏秋间采收，连根挖起，除去茎叶及须根，蒸透或用沸水煮透，晒干或烘干。薤白中所含的大蒜素有降脂、杀菌的作用；其特殊香气和辣味，能促进消化、增加食欲、加强血液循环等，故有"菜中灵芝"的美誉。

食物档案

性味归经	味辛、苦，性温，归心、胃、大肠经
关键营养	膳食纤维、维生素C、大蒜素、磷、钙、铁等
适宜人群	一般人群均可食用，尤其适宜风寒感冒、鼻塞流涕、风疹、水痘、高脂血症、冠心病、食欲不振等患者食用
食用禁忌	阴虚发热、气虚、胃及十二指肠溃疡患者忌食

养肺防病功效

薤白具有理气宽胸、行气止痛、通阳散结、发汗解表等作用，对慢性胃炎、胸胁疼痛、脘腹疼痛、恶心干呕、慢性支气管炎、咳嗽痰多、腹泻等症均有较好的调治效果。

养肺宜忌吃法

☑ **生食**：新鲜薤白可以直接蘸酱生吃或腌着吃，能充分发挥其理气宽胸、抗炎杀菌的作用。

☑ **熟食**：薤白可以搭配大米、鸡蛋等食材煮粥或炒菜食用。

注意啦！

薤白吃多了容易上火，所以要适量食用。

养肺小偏方

取适量薤白，研成细粉备用，每次服3克，每天3次，用白糖水送服。可治疗咽喉炎、风寒喘急等肺系疾患。

医生推荐的养肺食谱

腌薤白

原料: 新鲜薤白500克。

调料: 白酒、盐、芝麻油各适量。

做法:

将薤白剥去皮，洗净，晾干表面的水分后对切，放入白酒、适量盐，调匀后直接装入保鲜盒中，放入冰箱冷藏腌制3~5天，食用时淋上适量芝麻油调味即可。

功效: 宽胸理气，行气止痛，促进食欲。

扫码获取

✓耳鼻咽喉科普课　✓鼻咽炎预防指南
✓经络养生与康复　✓运动健康记录本

四、用益气食物补益肺气

大米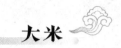

大米，又名稻米，是人们日常餐桌上的主食之一。大米的品种很多，按米粒的性质，可分为粳米、籼米和糯米三类；又根据稻谷加工程度和加工方法的不同，可分为糙米、白米、蒸谷米、碎米。大米中氨基酸的组成比较完全，蛋白质主要是米精蛋白，易于被人体消化吸收。

食物档案

性味归经	味甘，性微寒，归肺、脾、胃经
关键营养	糖类、蛋白质、B族维生素等
适宜人群	一般人群均可食用，尤其适宜气虚、食少、倦怠乏力、心烦口渴，以及生病或病后胃肠功能较弱者食用
食用禁忌	糖尿病患者少食

养肺防病功效

大米具有补中益气、滋阴润肺、健脾和胃、除烦渴的作用，用大米煮粥喝，滋阴生津的效果更好，对因肺阴亏虚所致的咳嗽、咽炎、便秘、皮肤干燥等症都有较好的调治效果。

养肺吃法宜忌

☑ **煮粥**：所谓"晨起食粥可生津液"，大米粥容易消化，可以减轻胃肠消化负担，特别适合气虚且消化功能不好的患者调养食用。

"拯救"鼻咽炎

☑ **蒸米饭**：可单独蒸饭，也可搭配大枣、红薯、百合、糯米等养肺食材共同煮饭，效果更佳。

☒ **捞饭**：捞饭会损大米中失较多的蛋白质和维生素，使米饭的营养价值降低。

养肺小偏方

鸭梨洗净切片，水煎，去渣取汁，放入洗净的大米煮为稀粥，趁热食用。每天1剂，可滋阴生津、补气润肺，治疗阴虚内燥所致的咽炎。

医生推荐的养肺食谱

大米南瓜粥

原料：南瓜100克，大米50克。

做法：

1.大米洗净，放入锅中，加水煮粥。

2.南瓜去皮，去籽，切丁，放入将熟的大米粥中，继续煮至南瓜丁变软即可。

功效：健脾养胃，滋阴补气，润肺补肺。

扫码获取

✓耳鼻咽喉科普课　✓鼻咽炎预防指南
✓经络养生与康复　✓运动健康记录本

第五章 养肺阻击肺系病，饮食调养少不了

薏 米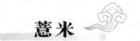

薏米是禾本科植物薏苡的种仁，又称薏苡仁、苡仁等，被称为"世界禾本科植物之王"。薏米营养价值很高，且容易消化吸收，不论是用于滋补还是治病，作用都很缓和，微寒而不伤胃，益脾而不滋腻，特别是薏米中含有的薏苡仁酯，具有一定的抗癌、防癌作用，是药食同源的佳品。

食物档案

性味归经	味甘、淡，性微寒，归脾、肺、胃经
关键营养	蛋白质、氨基酸、糖类、脂肪、维生素A、B族维生素、薏苡仁酯、钙、磷、钾、镁等
适宜人群	一般人群均可食用，尤其适宜肺萎肺痈、咳吐脓血、喉痹痈肿、久病体虚者食用
食用禁忌	脾胃虚寒者少食，孕妇忌食

养肺防病功效

薏米是中医临床常用的利水渗湿药，健脾利湿、消除水肿的效果非常好。在养肺方面，薏米的作用同样不可小觑，可治疗肺萎肺痈、咳吐脓血、喉痹痈肿、水肿、风湿等症。

养肺宜忌吃法

☑ **煲汤**：与莲子、冬瓜、白果、玉米须等煲汤，清热祛湿的效果好。夏季食用，对于久病体虚、病后恢复期患者，以及老人、产妇都是较好的养肺食物。

☑ **煮粥**：可单独煮粥，也可和百合、山药、雪梨、大米、大枣等共同煮粥。薏米不易煮烂，所以煮粥前可浸泡2~3小时，泡米的水可用来一起煮粥。

☑ **打米糊**：可搭配大米、小米、黑芝麻、大枣、绿豆等打成米糊喝，更容易消化。

养肺小偏方

将500克薏米泡发，捣碎，加水3升煎成1升，加少许酒服下。可治肺痿所致的咳吐脓血。

医生推荐的养肺食谱

薏米粥

原料: 薏米30克，大米50克。

做法:

将薏米淘洗干净，泡软，与洗净的大米共同煮成粥即可。

功效: 健脾和胃，渗湿利水。

扫码获取

✓耳鼻咽喉科普课　✓鼻咽炎预防指南
✓经络养生与康复　✓运动健康记录本

山药

山药又称薯蓣，作为药食两用的食品，深受人们喜爱。我国栽培的山药主要有普通山药和田薯两大类，其中以山西怀县的怀山药、四川等地的"脚板薯"最为有名。怀山药又称铁棍山药，是山药中的极品。山药营养价值很高，肥厚多汁，又甜又绵，且带黏性，利于脾胃的消化吸收，具有很好的滋补作用，是病后肺气不足者的调养佳品。

●食物档案

性味归经	味甘，性平，归肺、脾、肾经
关键营养	蛋白质、B族维生素、维生素C、葡萄糖、胆汁碱、尿囊素、薯蓣皂苷等
适宜人群	一般人群均可食用，尤其适宜肺虚久咳、病后虚弱、食少体倦、泄泻、慢性肾炎、肥胖、糖尿病等患者食用
食用禁忌	湿盛中满或有积滞者，比如便秘等忌食

●养肺防病功效

山药中含有皂苷、黏液质，有润滑、滋润的作用，故可益肺气、养肺阴，治疗肺虚久咳之症。天气干燥，易伤肺津，导致阴虚，容易使人出现咽干、口干、干咳、皮肤干燥、毛发枯槁等情况，此时吃山药最为适宜。

●养肺吃法宜忌

☑️ **煲汤、做菜、煮粥、蒸食**：可与大米、大枣、南瓜、薏米、鱼类、牛肉等食材搭配食用，润肺益气的效果好，能有效降低呼吸道疾病的发生风险。

☑️ **磨粉**：干山药磨成粉，可以搭配大枣、面粉等制成各种小点心。

🚫 **煎炸、拔丝、做糖葫芦等**：这些做法都容易使人摄入过多的油脂和糖，助湿生痰，对养肺不利。

养肺小偏方

鲜山药300克捣烂，与甘蔗汁半杯和匀，隔水炖30分钟，每天2次。可治疗气郁、痰阻所致的咳嗽、痰喘等。

医生推荐的养肺食谱

山药莲子大枣粥

原料：鲜山药100克，莲子、大枣、大米各30克。

做法：

1.将鲜山药去皮，洗净，切丁。

2.莲子、大枣、大米分别洗净，一起放入锅中，加水煮至半熟，放入山药丁，继续煮至粥熟即可。

功效：善补脾肺之气虚，改善脾肺气不足所致的气短、自汗等不适。

扫码获取

✓耳鼻咽喉科普课　✓鼻咽炎预防指南
✓经络养生与康复　✓运动健康记录本

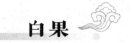

白果

　　白果，又名银杏、白果仁、灵眼等，为银杏科植物银杏的干燥成熟种子。白果营养丰富，具有很高的食用价值、药用价值、保健价值，尤其是种仁中的黄酮苷等成分对高血压、高脂血症、冠心病等心脑血管疾病具有特殊的预防和治疗效果。

食物档案

性味归经	味甘、苦、涩，性平，归肺经，有小毒
关键营养	蛋白质、脂肪、糖类、钙、钾、白果酸、白果酚、黄酮苷等
适宜人群	一般人群均可食用，尤其适宜肺虚咳喘、咳嗽痰多、赤白带下、小便白浊、痤疮等患者食用
食用禁忌	大量食用与生食易引起中毒，咳嗽痰稠不利者慎用

养肺防病功效

　　小小的白果不仅可收敛肺气而止咳、定喘，还能化痰饮、止带浊、缩小便，主治哮喘、带下异常、白浊、遗精、小便频数等病症。在临床上常与麻黄、甘草等药配伍，适用于咳嗽、气急较剧的症状。

养肺吃法宜忌

☑ **熟食**：可搭配其他食材煮粥、煲汤、泡茶、炖羹，特别与山药、芡实等搭配做成药膳，补气养肺、固涩止遗的效果更好。

☒ **生食、过量食用**：可导致中毒，出现发热、呕吐、腹泻、惊厥、抽搐等症状。

注意啦！

　　食用白果后，一旦出现中毒症状，要立即催吐并及时送医。

养肺小偏方

取净白果仁3~5克，用干锅稍炒，加适量清水煮沸后，改用小火焖煮片刻，加白糖10克、桂花少许，略煮后食用。可补肾固肺、镇咳平喘，治疗老年哮喘。

医生推荐的养肺食谱

柑橘白果银耳汤

原料: 柑橘2个，白果仁3克，水发银耳1大朵。

做法:

1.柑橘去皮，分成小瓣；橘皮洗净，切成细丝。

2.将银耳撕成小朵，与白果仁共煮30分钟，加入橘瓣、橘皮丝，继续煮5分钟即可。

功效: 补肺益气，生津止咳。

扫码获取

✓耳鼻咽喉科普课 ✓鼻咽炎预防指南
✓经络养生与康复 ✓运动健康记录本

牛肉

牛肉在我国是消费量仅次于猪肉的肉类食品，具有很高的营养价值和保健价值。牛肉的蛋白质含量高，氨基酸组成比猪肉更接近人体需要，而脂肪含量却很低，且味道鲜美，享有"肉中骄子"的美称。从中医角度讲，牛肉更是补气佳品，自古就有"牛肉补气，功同黄芪"之说，肺气不足的人可适当多吃些。

食物档案

性味归经	味甘，性平，归脾、胃经
关键营养	蛋白质、脂肪、B族维生素、维生素E、钠、钙、铁、钾、镁等
适宜人群	一般人群均可食用，尤其适宜生长发育、术后、病后调养者，以及中气下陷、气短体虚、筋骨酸软、贫血久病、面黄目眩等患者食用
食用禁忌	老年人、消化力低下者少食

养肺防病功效

牛肉确有补中益气、滋养脾胃、强健筋骨的功效，可治疗虚损羸瘦、中气下陷、气短、消渴、脾胃虚弱、水肿、腰膝酸软、贫血、面黄目眩等症。

养肺吃法宜忌

☑ **熟食**：牛肉可以搭配芹菜、土豆、西红柿、杭椒、胡萝卜等食材一起食用，炒、蒸、炖、涮、煲汤、煮粥等均可。

☒ **酱、烤、炸、腌**：容易摄入过多的盐及油脂，对肺部保健不利。

注意啦！

牛肉的纤维组织较粗，结缔组织较多，应横切，将长纤维切断，否则不但不易入味，还嚼不烂，不易消化。

养肺小偏方

牛肉60克绞烂，用60~70℃热水泡10分钟，去渣炖熟取汁，即牛肉汁。每天服1次，能补气血、健脾胃，适宜久病体虚者食用。

医生推荐的养肺食谱

嫩炒牛肉片

原料: 牛外脊肉200克。

调料: 植物油、老抽、绍酒、淀粉、葱丝、姜丝、花椒水、盐各适量。

做法:

1.将牛肉洗净，切成薄片，加淀粉，抓匀。

2.油锅烧热，下牛肉片划开翻炒，待肉片相互分开时，放入葱丝、姜丝、绍酒、老抽、盐、花椒水，颠炒几下，迅速勾芡，装盘即可。

功效: 补益脾胃，强筋健骨。

扫码获取

✓耳鼻咽喉科普课 ✓鼻咽炎预防指南
✓经络养生与康复 ✓运动健康记录本

猪肺

猪肺，即猪的肺部，色红白，是猪的呼吸器官，以表面色泽粉红、光泽均匀、富有弹性的新鲜肺为佳。猪肺中含有大量人体所必需的营养成分，是老少皆宜的营养佳品。根据中医"以脏补脏"之理，猪肺在养肺补气方面也有很好的效果。凡是肺虚所导致的疾病，都可以通过多吃些猪肺来改善。

食物档案

性味归经	味甘，性微寒，归肺经
关键营养	蛋白质、脂肪、钙、磷、铁、烟酸、维生素B_1、维生素B_2等
适宜人群	一般人群均可食用，尤其适宜肺虚久咳、肺结核、肺痿咯血者食用
食用禁忌	便秘、痔疮者不宜多食

养肺防病功效

猪肺有补肺润燥的作用，通常用于治疗肺阴虚咳嗽、气短、咯血、痰少等症。古籍中记载治疗肺病的方剂，往往以猪肺为载体，制成药膳。

养肺宜忌吃法

☑ **熟食**： 猪肺可以炒食，也可以与梨、白萝卜、沙参、麦冬、知母、杏仁、罗汉果、贝母等具有滋阴养肺作用的药食材一起煲汤喝，滋阴补气、润肺止咳的效果会更好。

注意啦!

清洗猪肺时，将猪肺管套在水龙头上，充满水后倒出，反复几次，便可冲洗干净，最后把猪肺倒入锅中煮开，浸出肺管内的残留物，再冲洗一遍；另换水煮至熟烂即可。

养肺小偏方

将猪肺洗净，挤除泡沫，切块；大米30克泡软，洗净；二者同煮1~2小时，加盐调味，可润肺止咳，治秋冬季肺燥咳嗽。

医生推荐的养肺食谱

杏仁猪肺汤

原料：猪肺250克，苦杏仁3克。

调料：生姜汁、盐各适量。

做法：

1.猪肺洗净，切块，与苦杏仁一起放入锅中，加水煲汤。

2.汤将好时冲入适量生姜汁，加盐调味即可。

功效：补虚益肺，润肺止咳。适用于喉咙干燥、干咳无痰等症。

扫码获取

✓耳鼻咽喉科普课 ✓鼻咽炎预防指南
✓经络养生与康复 ✓运动健康记录本

五、用补阳食物驱散肺寒

核桃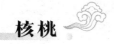

核桃，又称胡桃，与杏仁、腰果、榛子并称为世界著名的"四大干果"。核桃仁外形类似人的脑部形状，不仅味美，而且营养价值很高，含有大量人体必需的亚油酸或亚麻酸等不饱脂肪酸，能够去除附着于血管壁上的胆固醇，起到延缓衰老的作用，因此被誉为"万岁子""长寿果"。

食物档案

性味归经	味甘，性温，归肾、肺、大肠经
关键营养	蛋白质、脂肪、胡萝卜素、B族维生素、维生素E、钙、磷、铁、钾、锌、锰等
适宜人群	一般人群均可食用，尤其适宜肺虚、肾虚、神经衰弱、气血不足、癌症等患者，以及脑力劳动者、青少年食用
食用禁忌	多食动风

养肺防病功效

核桃具有温补肺肾的功效，对治疗虚寒喘嗽、腰膝重痛、心腹疝痛、遗精、小便频数、大便燥结等症都有较好的效果。

养肺宜忌吃法

☑ **生食**：核桃去壳后可直接食用，需要注意的是核桃较油腻，一次不要吃得太多，否则会影响消化。

☑ **炒、蒸、煲粥、榨汁、作配料**：核桃可与蛋类、蔬果、海产品等食材搭配炒、蒸、煲粥，也可与谷豆、干果一起榨成豆浆，还可作为面包、饼干等点心的配料。

养肺小偏方

核桃仁、人参各6克，水煎服。可温肺补肾，治疗肺肾不足所致的气喘、遗尿、遗精。

医生推荐的养肺食谱

黑木耳核桃煲豆腐

原料：核桃仁50克，水发黑木耳100克，豆腐200克。

调料：芝麻油、盐各少许。

做法：

1.将黑木耳、豆腐分别洗净，切小块备用。

2.砂锅中加入适量清水，放入豆腐块、黑木耳和核桃仁，大火煮开后改小火煮5分钟，加盐调味，淋上芝麻油即可。

功效：温补肺肾，健脑益智，补充营养。适宜儿童及经常用脑的人食用。

扫码获取

✔耳鼻咽喉科普课 ✔鼻咽炎预防指南
✔经络养生与康复 ✔运动健康记录本

韭菜

韭菜，又名起阳草、壮阳草、懒人菜等，属百合科多年生草本植物。韭菜的叶、花葶和花均作蔬菜食用，其中含有的挥发油和硫化物具有辛辣味，有促进食欲的作用；大量的膳食纤维能增进胃肠蠕动，预防大肠癌的发生。韭菜的种子等可入药，具有补肾、健胃、提神、止汗、固涩等功效。

食物档案

性味归经	味辛、微酸，性温、涩，归心、肝、肾、胃经
关键营养	膳食纤维、维生素C、钙、铁、锌、挥发油、硫化物等
适宜人群	一般人群均可食用，尤其适宜阳痿、遗精、习惯性便秘、痔疮、直肠癌及肝肾功能不佳者食用
食用禁忌	胃炎、胃溃疡患者忌食生韭菜

养肺防病功效

韭菜对补肾助阳，改善阳痿症状有疗效。而且，韭菜属于辛辣刺激性食物，有活血散瘀、行气导滞的作用，能够使人体阳气通畅，并能补充人体阳气，对改善肺寒症状也有帮助。

养肺宜忌吃法

☑ **生食**：韭菜可洗净后直接生食，也可与其他食材一起凉拌。

注意啦！

韭菜是低矮植物，易有农药残留，食用前可先在清水中浸泡5分钟，再用流动清水冲洗干净。

☑ **快炒、做馅料、煮汤**：韭菜可与豆芽、土豆、鸡蛋、肉类等食材搭配炒菜、包饺子、蒸包子、煮汤等。

养肺小偏方

1.把适量韭菜捣烂取汁，上锅隔水炖热。每次服1酒杯，可以治疗喘息欲绝。

2.取韭菜200克、大枣250克，水煎后弃韭菜，吃枣喝汤。每天1次，可治疗慢性咳嗽。

3.韭菜一把约200克，捣烂，外敷咽喉，可治疗喉肿难食。

医生推荐的养肺食谱

韭菜炒虾仁

原料：虾仁100克，韭菜300克，肉苁蓉10克。

调料：植物油、盐、葱、生姜各适量。

做法：

1.把韭菜洗净，切3厘米长的段；肉苁蓉打成粉，虾仁洗净，生姜切丝，葱切段。

2.油锅烧热，下入生姜丝、葱段爆香，立即下入虾仁、韭菜段、肉苁蓉粉、盐，炒至断生即成。

功效：温肺补肾，润肠通便。

扫码获取

✔耳鼻咽喉科普课　✔鼻咽炎预防指南
✔经络养生与康复　✔运动健康记录本

羊肉

羊肉自古就是食疗佳品，对人体的补养作用极大，且最适宜在秋冬时节进补。羊肉的肉质与牛肉相似，比猪肉细嫩，且脂肪和胆固醇含量比猪肉和牛肉都低，适量吃，能提高身体素质，增强抗病能力，深受人们欢迎。

食物档案

性味归经	味苦、甘，性大热，归脾、肾经
关键营养	蛋白质、脂肪、磷、铁、钙、铁、B族维生素
适宜人群	一般人群均可食用，尤其适宜体虚胃寒、阳虚怕冷、体质虚弱及慢性肺病、咳喘等患者食用
食用禁忌	发热、体内有积热及感染性疾病患者忌食

养肺防病功效

羊肉味甘而不腻，性温而不燥，既能御风寒，又可补身体，对改善风寒咳嗽、虚寒性哮喘、慢性气管炎、体虚怕冷、肾亏阳痿、腹部冷痛、腰膝酸软、面黄肌瘦、气血两亏等均有很好的调养效果。

养肺吃法宜忌

☑ **熟食**：可与其他配菜炒、蒸、炖、涮、煲汤、煮粥。

☒ **爆、酱、卤、烧、烤、炸**：容易摄入过多的盐及油脂，对养肺不利。

养肺小偏方

羊肉250克，生姜9克，小麦仁60克，一起炖煮成稀粥吃。可温补阳气、温肺散寒，治疗咳嗽、哮喘。

医生推荐的养肺食谱

胡萝卜炖羊排

原料: 羊排1000克, 胡萝卜3根。

调料: 葱段、生姜片、大蒜瓣、生抽、老抽、料酒、盐、黑胡椒各适量。

做法:

1.羊排洗净,剁块;胡萝卜洗净,切块。

2.锅中加水,放入羊排块、葱段、生姜片、大蒜瓣、半勺料酒,煮开3分钟,捞出洗净。

3.油锅烧热,放入葱段、生姜片爆香,放入羊排块翻炒片刻,加生抽、料酒、老抽,翻炒均匀,加足水炖1小时。

4.放入胡萝卜块,继续炖20分钟,加盐、黑胡椒调味即可。

功效: 健脾补肾,温补阳气。

扫码获取

✓耳鼻咽喉科普课 ✓鼻咽炎预防指南
✓经络养生与康复 ✓运动健康记录本

海参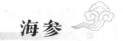

海参，为棘皮动物门海参纲动物的统称，因其黄瓜状的外形，所以又称为"海黄瓜"。海参营养价值极高，富含各种人体必需的氨基酸、胶原蛋白、维生素、必需脂肪酸、矿物质以及多种活性物质，是一种典型的高蛋白、低脂肪、低胆固醇的药食两用调养佳品。

食物档案

性味归经	味甘、咸，性温，归肺、心、肝、肾经
关键营养	蛋白质、维生素、钙、磷、铁、锌、碘、海参多糖、海参皂苷、脑苷脂等
适宜人群	一般人群均可食用，尤其适宜虚劳虚弱、气血不足、营养不良、高血压、高脂血症、糖尿病、冠心病、肝炎等患者食用
食用禁忌	外热、脾弱不运、痰多、便稀者忌食

养肺防病功效

中医认为，海参具有补肾助阳、益精养血的功效，对治疗虚劳羸弱、气血不足、肾阳不足而导致虚寒咳嗽、阳痿、遗精、小便频数、头晕耳鸣等症均有很好的效果。

养肺宜忌吃法

☑ **熟食**：海参泡发后，可用来熬粥、蒸、煮、凉拌、炖汤、炒食或蘸食等。

养肺小偏方

1.海参1个，白芨粉适量。将海参洗净，与白芨粉一同放入锅内，加适量水煎煮，吃海参喝汤。可治疗肺结核所致咯血。

2.泡发好的海参1个，麦冬、水发银耳、荸荠各60克，蜂蜜适量。先将麦冬、荸荠水煎，去渣留汁，再将海参、银耳切碎，放入药汁中浓煎溶化，最后加入蜂蜜即可。每次取15克，开水冲服，可治疗肺燥咳嗽。

注意啦！

如何正确泡发海参

1.将海参放入无油容器中，加入足量纯净水，冷藏2~3天，每天换水3次，泡至海参胀大、不硬、有弹性。

2.用无油剪刀沿海参的腹部切口向两端剪，去掉沙口和白色硬物，保留海参内筋。

3.在无油锅中加入足够纯净水，放入处理好的海参，小火煮60~90分钟，至海参完全变软，自然冷却。

4.将冷却的海参继续放入无油容器中，倒入足量冰纯净水，密封后冷藏3天，每天换水3次即可。

5.泡发好的海参如果吃不完，可用保鲜膜单条包严，放入冰箱冷冻保存，吃之前室温下自然解冻即可。

医生推荐的养肺食谱

砂锅海参粥

原料：海参、大米各50克，香菇30克。

调料：盐、姜丝、葱、芝麻油各适量。

做法：

1.海参提前泡发，洗净，切小段；香菇洗净，切薄片；葱洗净，切葱花。

2.大米洗净，放入砂锅，加入足量清水，煮粥。

3.待米粒变软时，放入香菇片再煮10分钟。

4.放入姜丝、海参段、盐，盖上锅盖开小火煲15分钟，最后撒上葱花，淋上芝麻油，即可。

功效：补肾助阳，益精养血。

六、伤肺食物"黑名单"

肥甘厚味的食物

奶油、肥肉、动物油、烤鸡、烤鸭、糖果、点心、果脯等食物均高油高糖，往往会助湿生痰，对养肺非常不利。最好少吃或不吃。

咖啡、浓茶

咖啡中的咖啡因和浓茶里的茶碱都会刺激呼吸系统，影响气管和肺的正常功能。同时，它们还会起到兴奋的作用，使心跳加快，增加心肌耗氧量，对养护心肺不利。所以，咖啡、浓茶都要少喝。

过于辛辣刺激的食物

吃得太辣、太刺激，会损伤肺气肺阴，影响心肺功能。

过量生冷的食物

冰淇淋、冰镇饮料、螃蟹等生冷食物，以及大部分水果都易损伤脾阳，滋生痰湿，继而影响呼吸系统的畅通。所以，这类食物最好少吃或食之有法，比如热吃，或者搭配热性、湿性食物一起吃。

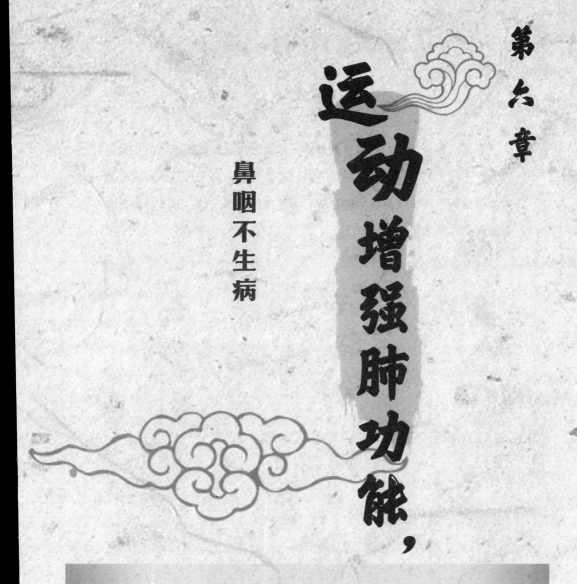

第六章

运动增强肺功能，

鼻咽不生病

肺主呼吸，通过呼吸运动给全身输送氧气。适当地运动，可以增大肺活量，增强心肺功能，有效抵御外邪对鼻、咽、气管、肺的伤害。同时，运动时会使人心情愉快，改善情绪，有利于肺气的宣发和肃降。因此，建议大家抽出一些时间，坚持做运动，对防治鼻咽疾病很有帮助。

一、简单易行的呼吸锻炼法

在运动养肺方面，最简单易行的方法莫过于呼吸锻炼法了。中医认为，肺主气，司呼吸。通过调整呼吸，能达到调畅肺气的目的。这里就给大家推荐四种有效的呼吸锻炼法，有空的时候练一练，对养护肺部很有帮助。

吐纳法

做好准备

取站、坐、仰卧等姿势均可，放松身心，集中注意力。

开始运动

1.自然站立，全身放松，双手合十，置于胸前。

2.双手不动，两手臂向前伸至最大限度。

3.慢慢抬高双臂，举至头顶，在做动作的同时要配合"吸一呼三"和"吸三呼一"的吐纳法，即吸一口气分成3次呼出，吸3口气做一次长呼气。反复做20次。

养肺功效

吐纳即吐出浊气、纳入人体所需的清气，简单来说就是换气。通过吐故纳新、清浊之气交换的过程，可以帮助肺部及人体清除身体内部的浊气，做好清洁工作，同时可以提高呼吸道的免疫力，增加肺活量，增强人体的耐缺氧能力。

注意啦!

在练习过程中，呼吸和调息的时间都不宜过长，更不要刻意憋气，以免对呼吸器官及神经系统造成伤害。

缩唇呼吸法

做好准备

放松身体，保持舒适的姿势。

开始运动

1.嘴唇紧闭，从鼻孔吸入空气，像闻花香一样，默数3秒。

2.嘴唇缩成吹口哨状，缓慢呼气，默数6秒。重复以上步骤10~20次。

养肺功效

缩唇呼吸法可以帮助提高肺活量和呼吸控制能力，改善肺功能，尤其适宜哮喘、肺气肿等呼吸系统疾病患者进行康复训练。

注意啦!

训练时，要保持呼吸平稳、舒适，不要过度用力或者屏住呼吸，循序渐进地增加训练强度和次数。

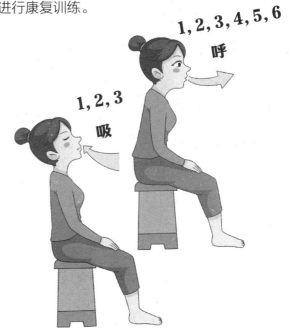

1, 2, 3, 4, 5, 6 呼

1, 2, 3 吸

六字诀之"呬"字功

做好准备

先进行简单的热身，如松开衣领、放松肩颈、活动关节等。

开始运动

1.自然站立，两脚分开，两膝微微弯曲，头正颈直，两臂自然垂于身体两侧，全身放松，自然呼吸，目视前下方。年老体弱或因病不能立者，可改坐位。

2.呼气时，开唇叩齿，舌微顶下齿后，念"呬[xì]"字；同时，双手掌心向内，向小腹处靠拢，并缓缓向上抬起。要领：不必发出声音。

3.在双手上提的过程中，掌心逐渐转为向上，抬至胸部，两臂外旋，掌心向外翻转，变成立掌。

4.掌心向外，两臂向左右展臂，宽胸推掌，像鸟张开翅膀一样，呼气至此完毕。

5.两臂自然下落，垂于体侧。重复6次，调息。

6.秋季以"呬"字决为主，脾虚配合"呼"字决，有热配合"嘻"字决。

养肺功效

六字诀是一种补养五脏的吐纳法，它是通过呬、呵、呼、嘘、吹、嘻六个字的不同发音口型，以及唇齿喉舌的用力不同，以牵动不同的脏腑经络气血运行，适合各个年龄段、各种身体状况的人进行练习。其中，"呬"主肺，练习"呬"字功可补肺气，特别是外感风寒而引起鼻塞时，可以通过一边读"呬"字，一边呼吸来进行改善。

注意啦！

1.在发出"呬"声时，要让气息从上下齿之间的缝隙中冲出，是摩擦音。

2.注意吸气或呼气时气的深度和力度，以及呼吸的节奏要适宜。

腹式呼吸法

做好准备

取站、坐、仰卧等姿势均可，全身放松，双眼微闭，思想集中，排除杂念。

开始运动

1.舌尖抵住上腭，由鼻慢慢吸气。吸气时，胸部保持不动，腹部缓缓向外鼓出至最大限度。这个过程控制在5~6秒。

2.屏息1秒，然后用口将气徐徐呼出。呼气时，胸部保持不动，腹部慢慢回缩至最大限度。这个过程也控制在5~6秒。

3.每口气坚持10~15秒，循环往复，保持每一次的呼吸节奏一致，每次练习20~30分钟，以微热微汗为宜。

初学者可将右手放在腹部肚脐，左手放在胸部，以此感受呼吸过程。熟练后再将手拿开，只用意识关注呼吸过程即可。

养肺功效

做腹式呼吸时，横膈膜会随着呼吸上升或下降，而脾胃等腹部器官会受到横膈膜的挤压或提拉，从而在腹腔内上下运行。所以，中医学常把腹式呼吸当作对腹部器官进行的一种按摩方法，通过腹肌一张一弛的锻炼，疏通腹部经络，调畅脏腑及全身气血的运行，达到养护脏腑目的。并且，腹式呼吸能加强胸、膈呼吸肌的肌力和耐力，吐出那些停滞在肺底部的二氧化碳，有利于肺部保养。

注意啦！

1.腹式呼吸要做到深、长、匀、细。深，就是每次一呼一吸都要尽全力；长，就是时间要拉长，节奏要放慢；匀，就是呼吸要保持匀称；细，就是要细缓，不能粗猛。

2.练习时，注意用鼻吸气、用口呼气。呼吸过程中如果有口津溢出，可徐徐下咽。

二、坚持有氧运动最护心肺

游泳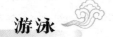

做好准备

1.游泳池的水温常为26～28℃，下水前要注意水温。

2.做热身运动后，用冷水淋淋身体，等到身体适应水温后再下水。

开始运动

蛙泳对呼吸系统的影响很大，正确姿势为：

1.身体平直，俯卧在水中，两臂保持一定的紧张度，自然向前伸直。

2.手臂先前伸，肩关节略内旋，双手掌心略转向斜下方，稍勾手腕，双手分开向斜下方压水。

3.两臂分成45°角，手腕弯曲，向侧、下、后方屈臂划水。

4.将手臂向里、向上，收到头前下方，收手。同时两腿对称屈、伸蹬夹水，好像青蛙游水一样。

养肺功效

游泳时克服水的阻力需要动用较多能量，因此，经常游泳能够使心肺功能得到很好的锻炼，如心肌、呼吸肌将逐渐发达，收缩能力逐渐增强，肺活量增大，肺的血液循环更加流畅，从而提高人体的新陈代谢率。

注意啦!

1.游泳时间最好控制在30分钟以内，建议在餐后1小时进行。

2.游完要做一些整理活动，再去浴池更衣室冲洗身体。

3.如掌握不好姿势要领，需请专业教练指导。

步行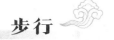

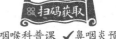

做好准备

1.衣着要宽松、舒适、透气、吸汗；鞋子要合脚、舒服，透气性好。

2.最好随身携带一瓶水；糖尿病患者最好随身带一些糖。

3.全身放松，先适当地活动一下肢体、关节，调匀呼吸后再从容展步。

开始运动

1.正确姿势：抬头挺胸，微微收腹，身体重心稍向前移；双手微微握拳，手肘弯曲，两臂前后自然摆动；双脚平行，迈步时，足跟先着地，再过渡到前脚掌，两脚落地有节奏感；上肢与下肢配合协调。

2.速度合适：慢性气管炎、肺气肿及年老体弱、有基础疾病等患者，须在医生监测下测算最大心率。最大心率=207-0.7×年龄（岁），取周岁整数年龄。运动强度应不高于最大心率。

3.配合呼吸：开始时可用自然呼吸，接着配合腹式呼吸。呼吸快慢，与步伐节奏保持协调一致。

养肺功效

步行可促进全身的血液循环，加大肺活量，增强心肺功能；还能改善人的精神状态，舒畅心情，有利于肺气及全身气机的畅通，提高免疫力。

注意啦！

1.选择适宜的场地，如公园、林间小路、河边、塑胶操场等。

2.每天步行30~60分钟，逐渐增加运动量，可分早晚2次进行。

3.运动时，若感觉关节疼痛或心脏不适，要立即停下或拨打电话向他人求助。

慢跑

做好准备

1.减少一些衣物，穿舒适、透气的跑鞋。

2.做热身运动，如拉伸四肢，活动一下脚、踝、膝关节等。

开始运动

1.正确姿势：全身放松，双手微微握拳，上身稍向前倾，双臂自然前后摆动；前脚掌先落地，并用前脚掌向后蹬地，使慢跑具有一定的节奏性。

2.配合呼吸：可采用鼻子呼吸或者鼻吸口呼的呼吸方法，并与跑步节奏协调一致。一般是二步一呼、二步一吸，也可三步一呼、三步一吸。

3.量力而行：应根据自己的身体情况，灵活掌握慢跑的速度和时间。

心率	以主观上不觉得难受、不喘粗气、不面红耳赤为宜
速度	匀速
时间	每次15~20分钟，每周3~5次

4.逐渐减速：慢跑结束前，应逐渐减慢速度，或改为步行，并配合拉伸运动，使心率和缓下来，切忌突然停下来或直接坐下休息。

养肺功效

长期坚持慢跑，有利于保持良好的心肺功能，防止肺功能减退。

注意啦！

1.慢跑结束后，应及时用干毛巾擦汗，穿好衣服，并做一些放松运动。

2.慢跑属于中等强度的有氧运动，适合年轻、身体条件好的人。

3.饭后不要立即慢跑，也不宜在慢跑后立即进食，喝一些白开水即可。

「拯救」鼻咽炎

174

骑自行车

做好准备

1.将车座高度和车把弯度调好，并选择宽松、舒适的衣服和鞋子。

2.做热身运动。

开始运动

1.正确姿势：臀部坐正，行车中保持身体稍前倾，两臂伸直，避免用力握把；双腿和车的横梁平行或稍向内扣，用力均衡，膝、髋关节保持协调；两脚位置恰当，踩踏脚板时用力均匀；腹部收紧，身体不要左右摆动。

2.量力而行：要根据自身的情况，灵活选择骑车速度和时间。中青年、身体健康的人，心率应保持在每分钟105~125次，每次骑30~60分钟，每周3~4次。老年人或有基础疾病者，心率应保持在每分钟90~105次，每次骑30~60分钟，每周3~4次。

养肺功效

骑自行车是一种需要消耗大量氧气的耐力性运动，不仅能使腿部经络得到充分的锻炼，保证气血畅通，还能增强心肌收缩力，增大肺活量，促进血液循环和新陈代谢。此外，骑自行车还能使人心情放松，对肺气的调畅也很有帮助。

注意啦！

1.选择空气新鲜、地势平坦、视线好、车少、环境好的地方。

2.骑车过程中切忌做鼓劲憋气、快速旋转、用力剧烈、深度低头或突然停车等动作，以免引起意外。

3.骑车过程中若出现心脏不适、气短、心率超过130次/分钟等情况，必须立即停止运动。

4.为安全起见，建议老年朋友不要在户外骑行，可在健身房或者康复中心进行骑车训练，同样可以起到锻炼心肺功能的作用。

健身操

做好准备

1.选择透气、透汗的服装，穿软底的防滑鞋。

2.做热身运动，特别是下肢的适度伸展，以及膝、踝关节的适度活动。

开始运动

1.刚开始时，先采取步伐走动的方式，使身体和下肢有充分的时间适应。

2.连续跳操20分钟以上，保持中等运动强度，心率保持在自己最大心率的60%~85%，每周至少锻炼3次。

有氧运动心率＝（220−年龄）×（60%~85%）

3.快结束时，做放松伸展运动5~10分钟。

养肺功效

健身操富有韵律感的动作，搭配明快的音乐，既能增强体质，又能愉悦心情，对锻炼心肺功能大有好处。比如可加强心脏的活动能力，延缓心血管系统的老化，提高心脏的用氧能力；使人的呼吸加深、次数减少，肺活量增加，有利于保持肺部的呼吸张力，提高肺部的通气功能。

注意啦！

1.最好于饭后1~2小时再去跳操，忌饭后立即跳操。

2.练习时要循序渐进，逐渐增加运动量。

3.跳健身操会出汗，夏季出汗更多，所以，运动后要及时补充水分，并及时把湿透的衣服换下来，以免受风着凉。

4."三高"、心脏病等患者不适宜练习剧烈的健身操。

5.跳操时，防止做快速和大幅度的强直收缩动作，尤其是初学者和中老年人，以防止肌肉突然拉伤。

打羽毛球

做好准备

1.穿舒适、透气的运动服，舒适、合脚的运动鞋，最好穿专业的羽毛球鞋。

2.准备好饮用水、备用衣物、毛巾等物品。

3.做好热身运动，特别注意多活动颈部、手、腰、腿部的关节，拉伸四肢肌肉，避免受伤。

开始运动

1.握拍：在非击球状态下，不要握死球拍；击球状态下，手指要扣紧球拍，尤其是拇指和食指。

2.发球：必须由下向上击球，而且一定要等对方接球员准备好才能发球。

3.跑动：右手持拍者，预备击球时不论前进或后退，重心都要放摆在右脚上，并且以侧身行进，左手反之。

4.接球：双脚前后站，这样人更容易迅速启动，接球成功率更高。

5.击球点：宜在球拍前端的拍面击球，命中率会更高。

根据专业教练确定熟练动作。

养肺功效

打羽毛球需要快速、灵活地跑动和跳跃，可以锻炼身体的各个部分，促进全身血液循环，提高心率和呼吸频率，增强心肺功能，帮助身体排出多余的二氧化碳和废气，提高氧气的吸收及利用能力。此外，打羽毛球还可以缓解压力和焦虑，促进身体和头脑的放松，有利于肺气的宣发和畅通。

注意啦！

1.量力而行，建议每周打羽毛球2~3次，每次30~60分钟。

2.感冒、有外伤、酒后、哮喘、心脏病等患者不宜打羽毛球。

3.刚开始时，动作幅度不要过大，用力不要过猛，以避免受伤。

4.休息时应及时用毛巾将汗液擦干，打完球及时更换衣服，以免着凉。

爬山

做好准备

1.爬山前要做热身运动，如腿部拉伸，活动膝盖、踝关节等。

2.最好穿宽松、舒适的运动服，合脚的运动鞋或登山鞋。

3.带适量的食物和水，负重不要超过体重的1/4。

4.糖尿病患者要准备好降糖药品，携带糖块，谨防低血糖。

开始运动

1.上山时：上半身向前上方倾斜，弯腰收腹，全脚掌着地，稳步踏地前进。

2.下山时：上半身微微凸腹，重心稍向后移，屈膝，步速要缓慢，步幅小而稳妥，等前脚站稳了再把重心移过去；拐弯时更要慢下来，切忌跑、跳；大腿酸痛时，切忌把腿伸得笔直地行走，以免受伤。

3.爬山速度以每小时3千米左右为宜，心率控制在自己最大心率的60%~80%。每次爬山不要超过2小时，每周2~3次即可。

养肺功效

爬山能提高人体腰腿部的力量，加强速度、耐力、身体协调性的平衡，增强心肺功能，提高免疫力。此外，登高望远，胸怀也会随之开阔，如果再放开嗓子喊几声，把胸中的浊气都呼出去，对缓解抑郁的情绪也大有帮助。

注意啦！

1.爬山宜选择不太陡峭的山、风景优美的缓坡。

2.心肺功能不全、关节不好、过度肥胖者或不经常锻炼的老年人不适合爬山。

3.爬山途中要注意保护自己，规避较险的山路，速度不要太快；若出现气喘，不必勉强，可在原地休息一会儿，做做深呼吸，恢复正常后再慢速前进。

4.不能空腹爬山，容易引发低血糖。

5.爬山途中要及时补充水分，但不能一次性喝太多水，要少量多次地喝。

太极拳

做好准备

1.早起练拳，必须排空二便。

2.衣着宽松、舒适，鞋子轻便。

3.活动上肢、下肢、躯干、头、颈、手、足等关节，以及拉伸韧带等。

开始运动

1.保持精神集中，用意不用力，专心引导动作，呼吸自然，切忌憋气或边打拳边与人交谈。初学者可采用自然呼吸，随着动作的熟练可采用腹式呼吸。

2.动作宜慢不宜快，要做到虚实变化适当，动作稳定、连贯，衔接自然，切忌间断或停顿，要有行云流水之感。

3.初学者拳架建议稍高些，不可强下腰、猛下蹲，以防受伤；要量力而行，一般以20分钟为宜。

4.动作姿势要正确，建议跟着专业的老师练习。

养肺功效

太极拳讲究的是内外兼修。内，其实就是在练气，有助于锻炼横膈肌，保持肺组织弹性，增加胸腔的容器量以及呼吸效率，强健肺功能；外，能使全身肌肉放松，外周血管阻力下降，充分改善微循环。此外，练太极拳时，需要思想集中，心平气和，有助于改善不良情绪，调畅肺气。

注意啦！

1.应选择在平整、松软的草地、泥土地或瑜伽垫上练拳。

2.练拳后，要步行几分钟，忌立即坐、躺或进食。

3.太极拳分很多派别，拳路也很多，我们不必都学会。只要选择几个最适宜锻炼心肺功能的动作，比如白鹤亮翅、单边、斜形等，长期坚持练习，就能达到强身健体的目的。

八段锦

做好准备

    1.穿着宽松舒适，鞋子轻便。

    2.准备好饮用水、毛巾等物品，以备运动过程中需要。

    3.做好热身活动，伸展肢体，活动关节。

开始运动

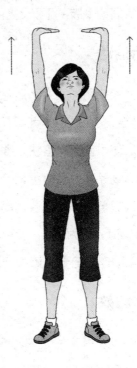

    1.双手托天理三焦：自然站立，两足平开，与肩同宽，含胸收腹，腰脊放松；双手自体侧缓缓举至头顶，转掌心向上，用力向上托举。足跟亦随双手的托举而起落。

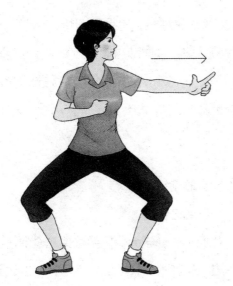

    2.左右开弓似射雕：左脚向左侧横开一步，身体下蹲成骑马步，展肩扩胸，双手如同拉弓射箭式。左右调换练习十数次。

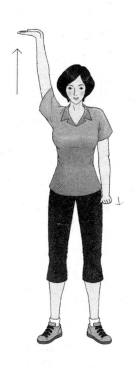

3.调理脾胃须单举：自然站立，右手缓缓自体侧上举至头，翻转掌心向上，并向右外方用力举托，同时左手下按附应。举按数次后，换手操作，唯方向相反。

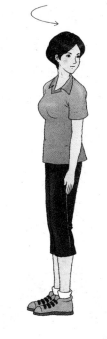

4.五劳七伤往后瞧：自然站立，双脚并拢，双手自然下垂，头部微微向左转动；稍停顿后，缓缓转正，再缓缓转向右侧，目视右后方稍停顿，转正。如此练习十数次。

扫码获取

✓耳鼻咽喉科普课 ✓鼻咽炎预防指南
✓经络养生与康复 ✓运动健康记录本

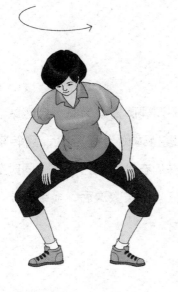

5.摇头摆尾去心火：下蹲成骑马步，上身前俯，双手反按在大腿上，双肘外撑。以腰为轴，将躯干划弧摇转，臀部向右下方撑劲，目视右足尖；稍停顿后，随即向相反方向，划弧摇至右前方。反复练习十数次。

6.两手攀足固肾腰：松静站立，两足并拢。两臂平举，自体侧缓缓抬起至头顶上方，转掌心朝上，向上做托举劲；稍停顿，两腿绷直，以腰为轴，身体前俯，双手顺势攀足，稍作停顿，将身体缓缓直起。反复练习十数次。

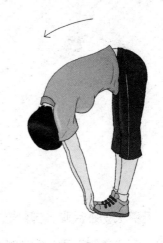

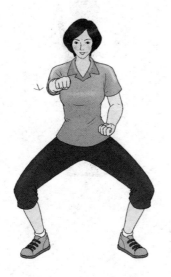

7.攒拳怒目增力气：两足横开，两膝下蹲成骑马步；双手握拳，拳眼向下；右拳向前方击出，目视右拳击出方向，左拳同时后拉。反之亦然。反复练习十数次。

8.背后七颠把病消：两足并拢，两腿直立，身体放松，顺势将两脚跟向上提起，稍作停顿，两脚跟下落着地。反复练习7次以上。

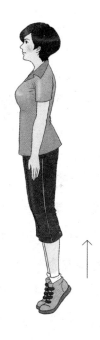

扫码获取

✓ 运动健康记录本
✓ 经络养生与康复
✓ 鼻咽炎预防指南
✓ 耳鼻咽喉科普课

养肺功效

八段锦的每个动作都注重呼吸控制和身体协调，能够锻炼全身各个部位，促进血液循环，舒缓身心，对呼吸系统、心血管系统、神经系统、消化系统及运动器官都有良好的调节作用，从而提高免疫力。

注意啦！

1.八段锦最好在宽敞的室内或平坦的户外场地进行，场地表面要平稳，没有杂物或凸起。

2.每一步动作都需要缓慢、平稳地进行，并注意控制呼吸节奏。

3.在锻炼过程中，应根据自己的身体状况，适度调整运动的强度和重复次数，不要勉强。

三、不用出门也能做的健肺运动

瑜伽

做好准备

最好穿伸展度较好的瑜伽服，再准备1张瑜伽垫，播放轻松简单的乐曲。

开始运动

1.飞翔式：自然站立，双手自然垂于体侧，调整呼吸，目视前方；深呼吸，吸气时双臂侧平举，与肩同高，双臂顺势向后打开，保持背部挺直；呼气时，双臂尽量向后打开，眼睛轻闭，头向后仰，带动上身向后弯曲，仿佛自己正像鸟一样展翅高飞。保持姿势30秒，然后慢慢放松。重复练习6次。

2.拱桥式：仰躺在瑜伽垫上，双腿分开与肩同宽，膝盖弯曲，脚跟贴向臀部，双臂屈肘，反手放在肩膀两侧；呼气，缓慢地将手脚向地面推，使得背部及髋部向上送出。保持5~10组呼吸，然后慢慢放下，回到原位，重复练习3次。

3.弓式：俯卧在瑜伽垫上，双脚分开与骨盆同宽，膝盖弯曲，双手抓住双脚脚踝；吸气时，脊柱延展，抬胸口向上、抬双腿离开地面，腹部和骨盆压地；呼气时，双小腿向后远离臀部。保持5~8组呼吸，复原。重复练习3次。

养肺功效

这3个瑜伽动作都能加强四肢及背部肌肉，刺激胸腔，有助于激活心肺功能，增大肺活量。此外，练习瑜伽可使身心放松，改善抑郁、焦躁的情绪，有利于肺气的宣发和畅通。

注意啦！

练习瑜伽不能勉强，不能焦急，也不要跟别人比较，量力而行即可。

扩胸运动

做好准备

5~8磅重哑铃1对，拉力器1个。

开始运动

1.两臂弯曲，置于胸前，双手握拳，保持与地面平行；两臂用力向两侧拉肘伸臂，反复50次；扩胸时缓缓吸气，屈臂时缓缓呼气。

2.两臂抬高，双手握拳，拳面相抵，摆在胸前，胸大肌用力，使手臂往上抬高至最大限度；手臂往上抬时呼气，放松时吸气。反复练习50次。

3.借助哑铃扩胸：平躺在长凳上，双小腿自然下垂，双脚触地，双手各拿1个哑铃，向身体两侧伸展手臂，让上臂与凳面平行；慢慢向上举起哑铃，在颈部将哑铃碰到一起，慢慢复原。反复练习15次。

4.借助拉力器扩胸：双手分别抓住拉力器的两端把手，双腿分开与肩同宽；双手抬高，使拉力器与胸平行；然后两臂用力，将拉力器缓慢向两侧拉伸，直到手臂完全伸展，稍停后缓缓复原。反复练习15次。

养肺功效

扩胸运动可以舒张心肺血管，提高心肺供氧能力，增强心肺功能。特别是在校学生和长期伏案工作的人，如编辑、作家、缝纫工等，容易使肺部组织弹性降低，肺活量减少，出现肺不张、支气管炎和心律不齐等疾病，或头昏、目眩、恶心等症状，经常做扩胸运动就能缓解。

注意啦！

1.建议年轻人借助器械来进行扩胸运动，锻炼效果更好些；而建议女性或老人，做徒手扩胸运动，更安全。

2.使用拉力器时，不要佩戴锋利、贵重物品，且拉力器不要过于贴近胸部。

跳绳

做好准备

1.穿弹性较好的软底运动鞋。

2.准备1根长度适宜的跳绳。

3.活动一下全身，尤其是肩膀、手腕、脚踝部位，以免扭伤。

开始运动

1.基本动作：身体直立，双脚并拢，膝盖微微弯曲；肘部贴近身体，手腕用力，做弧形摆动，用前脚掌起跳和落地，脚跟不触地，弹跳高度3~5厘米，连续跳2~3分钟。初学者先跳10~20次，休息1分钟后，重复跳10~20次。非初学者可先跳30次，休息1分钟后，再重复跳30次，反复进行。

2.两脚交替跳：动作类似原地跑步。开始慢，再逐渐加速。

3.单脚屈膝跳：屈膝，抬起一条腿，单脚跳绳，跳动10~15次，然后换腿重复刚才的动作。休息30秒，每侧各做2组。

4.分腿合腿跳：跳跃前双脚叉开，跳起落地时双脚并拢。反复进行15次。

养肺功效

跳绳是一项耗时少、耗能大的有氧运动，从运动量来说，持续跳绳10分钟，相当于慢跑30分钟或跳健身操20分钟。经常跳绳，可增加呼吸频率和呼吸量，加快血液循环，让血液获得更多氧气，提高心肺功能。

注意啦！

1.尽量选择橡胶场地等平软的场地。

2.跳绳过程中，应配合有规律的呼吸，速度应由慢到快，循序渐进。

3.跳绳前不要吃太多东西，也不要喝太多水。

4.体重过重、膝盖有伤、静脉曲张、关节病患者及老年人均不宜跳绳。

"拯救"鼻咽炎

开合跳

做好准备

1.穿软底的运动鞋、弹性好的衣服。

2.活动颈、肩、腕、腰、膝、踝等处的关节，防止受伤。

3.做一些轻松的拉伸运动，如前屈、后仰、侧弯、扭转等，让肌肉放松。

开始运动

1.基本动作：上半身以脊柱为中轴线，保持自然直立，挺胸抬头，腰背挺直，双脚与肩膀同宽，双手放于身体两侧；双脚腾空跳起、落地的同时，双手打开至头顶；双脚落地后回到起始位置，双手放于身体两侧；双腿跳开的同时双臂向上伸展摆动，指尖轻触，然后放下，双脚合拢。重复练习。

2.纵交叉步开合跳：双腿前后分开交叉，做交替的跳跃动作，同时双臂配合向上伸展、下落。

3.深蹲开合跳：腿部做深蹲姿势，做跳跃动作，同时双臂配合向上伸展、下落。

养肺功效

开合跳是有氧和无氧的结合运动，能够快速提高心率，使心肺功能得到锻炼。此外，开合跳会牵扯全身的肌肉和关节，有利于提高身体素质，增强身体的免疫力和抗病能力。

注意啦！

1.练习过程中，根据自身情况调整动作节奏，量力而行，切忌过度。

2.练习过程中，要保持膝盖微屈，以减轻膝盖的压力，避免关节损伤。

3.过于肥胖、膝盖有伤、心脏病等患者及老年人均不宜练习开合跳。

4.运动后要适当补充水分。

四、抽空做做这些小动作，养肺效果很好

梳头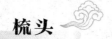

做好准备

1.清洁双手，修剪指甲，以免指甲过长或过尖而损伤头皮。

2.准备1把梳子，最好选择竹木、桃木或牛角类梳子，梳齿疏密适中，不宜太尖、太密。

开始运动

1.用手指梳头：双手五指微张，手指屈曲，以指端着力深触头皮；吸气，从前额发际处向颈后发根处梳，再从头部两侧由前及后进行梳理；呼气，双手放松，向身体两侧用力甩一下。如此反复，每次梳2~3分钟，每天早晚各梳1次。

2.用梳子梳头：全身放松，手持梳子与头皮成90°，以梳齿深触头皮；以头顶的百会穴为中心，顺着头发生长的方向梳刮，连梳6下；换个角度继续梳，要围绕头部梳刮1圈，确保每块头皮都被梳刮到。如此反复，直梳到头皮微微发热、发麻为宜，每天早晚各梳1次。

养肺功效

人体五脏六腑的气血都聚于头部，所以中医把头称为"诸阳之会""精明之府"。没事梳梳头，能有效刺激这些经络和穴位，起到疏经活络、调理脏腑、预防呼吸系统疾病的作用。

注意啦！

1.梳头动作宜轻缓，力度均匀，一般以感觉胀热、舒适为度。

2.不宜饱食后梳头，以免影响脾胃的消化功能。

摩揉鼻子

做好准备

清洁双手，修剪指甲，以免指甲过长或过尖而损伤皮肤。

开始运动

1.摩全鼻：将双手食指指腹或一手拇指、食指指腹放在鼻子两侧，从内眼角往下，依次搓擦鼻根、鼻梁、鼻翼。力度宜均匀、适中，反复搓擦100次。

2.刮鼻梁：左手食指微微勾起，用中间指关节反复刮摩鼻梁，动作宜缓而有力，每次刮摩5~10分钟，每天早晚各1次；将右手食指指腹放在鼻尖处，由鼻尖向鼻根，再由鼻根向鼻尖，上下来回地搓揉鼻梁，每次5~10分钟。

3.按摩重点穴位：用双手食指指端按摩鼻翼两侧的迎香穴30次（位于鼻唇沟中，鼻翼外缘中点旁），每天1~2遍；用双手中指指端点按上迎香穴（位于鼻唇沟上端尽头、软骨与硬骨连接处），稍用力，点按30次，每天1~2遍。

养肺功效

肺开窍于鼻，通过鼻腔与外界相通，而且大肠经、胃经、小肠经等经络的循行路线都经过鼻，穴位集中。经常按摩鼻子，不仅可以防止鼻黏膜老化，阻挡更多废物进入肺部，还能促进鼻部经络的气血运行，促进鼻腔的血液循环，增强人体耐寒力和抗病能力，有效防治各种鼻炎、感冒、哮喘等。

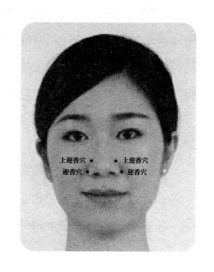

上迎香穴　　上迎香穴
迎香穴　　　迎香穴

注意啦！

1.鼻梁骨折、损伤者，不宜摩鼻。

2.搓揉鼻梁时力度不要过大，以免损伤鼻部皮肤。

叩齿咽津

做好准备

取坐姿或站姿均可，全身放松，宁心静气，摒弃杂念，调匀呼吸。

开始运动

1.叩齿：口唇微闭，先叩臼齿36次，次叩门齿36次，再叩犬齿各36次。

2.搅舌：叩齿后，用舌头贴着上下牙床、牙龈、牙面来回搅动，先上后下，先内后外，搅动36次。口中津液会渐渐增多，但不要咽下，要继续搅动。

3.漱津：当口中津液足够多时，先以舌头抵住上腭部，鼓腮，用唾液含漱口腔数次。用力要适当均匀，缓慢而周到。

4.咽津：漱津后，意守丹田，将津液分3次缓缓咽下。

以上为完整的1次"叩齿咽津"，每天早、中、晚各做1次。

养肺功效

在中医学里，"齿为骨之余"，叩齿能够强肾健骨；而脾为涎，肾为唾，口中津液是脾肾的精华，咽津能滋阴降火。而脾和肺是母子关系，脾气强健，肺的功能就强；肺和肾也是母子关系，肾气、肾精充足，就能滋养肺阴。所以，叩齿咽津可同时补养脾、肺、肾三脏。

注意啦！

1.青少年牙齿尚未发育完全，不宜做叩齿动作。

2.牙齿松动或牙病患者叩齿力度不宜过大，以防牙齿进一步损伤。

3.漱津时，如果口中唾液分泌过多而影响其他动作的进行，可将唾液咽下一些。

4.口腔疾病患者时可暂停数日，待病愈后再继续进行。

5.早晨叩齿效果最佳，可巩固牙龈和牙周组织，兴奋牙神经、血管和牙髓细胞，对维持牙齿健康大有好处。

咽喉按摩操

做好准备

清洁双手，修剪指甲，以免指甲过长或过尖而损伤皮肤。

开始运动

1.用双手手掌分别托住两侧面颊，拇指按指腹下颌角，其余四指指腹贴在面颊部，朝向耳朵，上下按摩20次，再旋转按摩20次。

2.一只手拇指与食指分开，虎口对准喉结，拇指按住一侧颈肌，其他四指按住另一侧颈肌，手指轻轻捏动20次，再做小旋转式按摩20次。换手再操作。

3.用拇指和食指在喉结两侧上下做小旋转式按摩40次。

4.以拇指指腹按揉下颌骨（俗称"下巴骨"）下缘软组织，先从中间部位按揉20次，再往两侧移动。反复数遍，持续3~4分钟。

5.以拇指指腹按揉廉泉穴区（喉结正中往上两横指）20次，然后从廉泉穴往下颌骨下缘中间部位推按（手指不离开皮肤）。反复数遍，持续3~4分钟。

6.四指并拢，用指腹轻轻按揉颈前部肌群组织（从锁骨至下颌骨）20次。先按一侧，再按另一侧，交替进行。

养肺功效

咽喉上连鼻腔，下连气管，控制着气体的出入。另外，人体多条经脉的循行路线也经过咽喉，所有气血都要经过咽喉，才能上达头部。因此，经常按摩咽喉部位，可以有效刺激局部血液循环，疏通经络，清利咽喉，缓解咽喉肿痛、干渴、咳嗽、痰多等咽炎症状。

注意啦！

1.按摩时，力度宜柔和，以自觉有酸胀感为宜。

2.按揉两侧咽喉时，必须先按一侧，再按另一侧，切忌两侧同时按揉；尤其是脑血管病变和脑供血不足者，要严格遵守，以免发生意外。

第六章 运动强健肺功能，鼻咽不生病

手指操

做好准备

清洁双手，修剪指甲，以免指甲过长或过尖而损伤皮肤。

开始运动

1.双手手掌相对合起，开始快速搓动。每一个来回计1次，共搓36次。

2.双手五指尽量分开，指尖逐个相对，手掌分开，然后双手指尖用力开始撑顶。反复撑顶36次。

3.左手摊平手掌，右手握拳，将左手中指对准右手拳头上的后溪穴（微握拳，第5指掌关节后尺侧近端掌横纹头，赤白肉际处）按捏，中指与穴位之间保持5~10厘米的距离。然后改换为左手握拳，右手摊掌，交换做36次。

4.用左手拇指和食指捏右手合谷穴（位于手背虎口处，当第1、2掌骨间，第2掌骨桡侧中点处中），用力按捏10秒，然后换手。共做36次。

5.将五指尽量分开伸直，然后慢慢将拇指弯下，尽量伸向小指。其余四指不能弯曲，拇指与小指相碰为1次，一共做36次。

6.用一只手的食指和拇指揉捏另一手手指，从拇指开始，可以旋转按压、搓擦按摩，每指各做10秒，连续做15~20次。双手交替进行。

全部做完，甩甩双手，活动一下手腕，让手部放松即可。

养肺功效

根据中医经络学说，人体的肺经、心包经、心经、大肠经、三焦经、小肠经的循行路线都经过手部，因此，人双手上的穴位很多，与全身各脏腑、组织、器官都有密切的联系，可以反映全身五脏六腑的健康状况。因此，经常做做手指操，可以有效促进手部的血液循环、疏通经络、养护脏腑，提高免疫力。

注意啦！

做手指操时，用力要适中，不能用力过大，以免手指受伤。

捶胸顿足

做好准备

脱掉鞋子，选择平整、无杂物的地方。

开始运动

1.捶胸：双手握空拳，用拳心交替捶打胸口；或者十指相交，手掌合起来，用掌根撞击胸口，每次2~3分钟。

2.顿足：放松脚掌，用脚底涌泉穴的部位拍打地面，力度以腿部有震感为宜。两脚交替进行，每次15~20分钟。

养肺功效

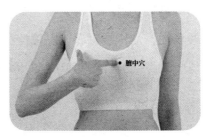

人的胸口处有个重要穴位——膻中穴。它位于两乳头连线的中点处，是脏腑之气汇聚的地方。多捶打膻中穴，让邪气散开，心情变好了，肺气通畅了，肺宣发肃降的疏泄功能就会得到改善。

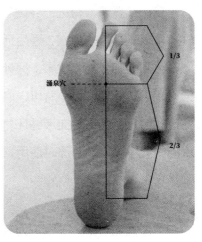

人的脚与十二经络都有联系，特别是足底的涌泉穴（蜷足时足前部凹陷处，约第2、第3趾趾缝纹头与足跟连线的前1/3处）是肾经的井穴，肾经之气从此处涌出并灌溉全身各处。经常顿足，可以锻炼全身经络气血，打开涌泉穴，使肾水上行以滋补肺阴。

注意啦！

1.捶胸时，力度要适中，以感到舒适且胸内有震动感为宜，心脏病患者慎练。

2.顿足之前可先活动下脚踝，以免扭伤。

第六章 运动强健肺功能，鼻咽不生病

捶背

扫码获取

✓ 耳鼻咽喉科普课　✓ 鼻咽炎预防指南
✓ 经络养生与康复　✓ 运动健康记录本

做好准备

准备1个捶背器。

开始运动

1.自己捶背：坐立皆可，腰背自然挺直，双目微闭，双手握成空拳，从下向上反捶脊背中央及两侧，再从上到下捶打，各捶3~4遍，每天1~2次。如果手臂向后弯曲困难，可以借助捶背器捶打后背。方法同上。

2.他人帮忙捶背：接受者可坐、站或卧；捶者手握空心拳，以腕发力，反复捶打接受者的后背，从上至下，再从下至上，先捶中间，再捶两侧。刚柔快慢适中，动作要协调，以能使身体震动而不感到疼痛为宜。捶打速度以每分钟60~100次为宜，每次15~30分钟。

养肺功效

在人体背部，有主一身阳气的督脉和贯穿全身的足太阳膀胱经，穴位众多，捶背可以刺激这些经穴，通经活络，促进气血运行，振奋阳气，同时排出胸中浊气，达到健肺养肺的效果。另外，背部有丰富的脊神经，负责支配人体运动、心血管和内脏的功能，捶背可以刺激背部皮下组织，再通过神经系统和经络传导，促进局部乃至全身的血液循环，增强人体免疫能力和抗病能力，尤其适合体弱多病的中老年人养护肺部时使用。

注意啦！

1.应握空心拳，不要把力量用在握拳上。

2.如果精神紧张、情绪激动，捶打动作宜轻缓，可抑制肌肉和神经紧张。

3.如果精神不振、倦怠乏力，捶打宜强而快，可排出浊气、振奋精神。

4.严重心脏病、脊椎病变、晚期肿瘤的患者，不宜捶背。

第七章

细节决定肺健康，

生活中如何远离鼻咽疾病

中医认为，肺为娇脏，是因为它位置高，容易受风、寒、暑、湿、燥、火等外邪侵袭，受雾霾、粉尘等污染源侵扰。稍不注意，它们就会乘虚而入，给呼吸系统带来危害。因此，一定要注意生活起居方面的各种细节问题，把各种外邪阻隔于身体外，同时调畅内里。肺健康了，鼻咽疾病也就远离我们了。

一、戒烟限酒可保肺

吸烟对肺的损害极大，因此建议吸烟者应尽早戒烟，如果靠自己实在戒不掉，可去医院的戒烟门诊，在专业医生的指导下戒烟，必要的时候可以服用一些药物来辅助戒烟。同时，还要注意远离二手烟。

酒也尽量少喝，建议成年男性每天酒精摄入量不超过25克，成年女性每天不超过15克。换算成各种酒的量大致如下表所示：

酒类	25克酒精	15克酒精
52度白酒	60毫升	36毫升
38度白酒	82毫升	49毫升
葡萄酒（8%~15%酒精含量）	200~375毫升	124~225毫升

二、当心厨房油烟伤肺

做饭时，如果油锅内的温度过高，就易产生大量油烟，并伴有刺鼻气味，容易刺激眼部、咽喉、呼吸道黏膜、肺泡等，吸入后还可造成肺组织损伤，引发多种呼吸系统疾病。因此，平时做饭时应尽量减少油烟对肺的伤害。

减少厨房油烟的方法

1.烹调时避免油温过高，多采用蒸、煮等烹饪方式。

2.保持厨房通风良好。

3.配备油烟机，做菜前打开，关火后继续让其运行几分钟，以抽净油烟。

4.定期清洗油烟机和炉灶，以减少油烟的积聚。

5.做菜时戴口罩、护目镜等，也可减少油烟的吸入。

三、在雾霾天里保护肺部健康

雾霾是一种灾害性天气，是由空气中的灰尘、硫酸、硝酸、细菌、病毒颗粒等悬浮在空中而形成的，对人体健康的危害非常大，特别是雾霾中的$PM_{2.5}$，可以通过呼吸道、皮肤毛孔进入我们的肺，直接危害呼吸系统健康。那么，在雾霾天气下，我们要如何保护肺呢？

在家使用空气净化器

空气净化器可以帮助去除室内的雾霾，不过需要定期清理或更换过滤网，否则就会造成空气净化器净化功能下降，过滤网上积聚的灰尘、霉菌还可能会给室内造成二次污染。

出门佩戴防霾口罩

雾霾天出门时，务必要戴好专业的防护口罩，建议选KN90型或KN95型，能有效防护空气中悬浮的各类颗粒状和其他空气污染物。也可以选择有呼吸阀的防霾口罩，佩戴时感觉相对舒适，不会有紧闷的感觉，尤其适合在户外有一定劳动强度的人。

外出回家后及时清洗

雾霾天下外出回到家后，首先要脱掉外衣，并将衣物及时清洗干净，可以避免对室内的二次污染；然后及时清洗脸、胳膊等裸露的皮肤，漱口，清理鼻腔，则可以减少$PM_{2.5}$对皮肤和呼吸道的伤害。

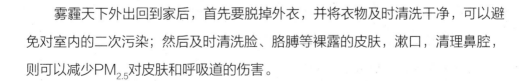

四、多补水，肺部滋润不生病

中医认为，肺喜润恶燥，所以对养肺来说，也需要多补水。当然，补水也是有讲究的，把握好以下3点，就能轻松养肺润肺。

补多少水

健康成人每天补水量可根据体重来计算，一般每千克体重需补水40毫升，相当于每天喝6~8杯水，即每天1.5~2升为宜。

什么时候补水

一天中有几个重要的补水时间点，如早上起床后、上午上班后、午饭前1小时、午饭后半小时、下午茶时间（下午3点）、下班前1小时、睡觉前1小时。这些时候即使不觉得渴，也要主动喝一些水。原则：渴了随时喝，不渴润润喉。

怎么补水更好

1.直接饮水，最好喝温白开水。

2.鲜榨果汁、绿茶、牛奶、蜂蜜水等饮品可以饮用，但不能代替白开水。

3.在日常膳食中，适当多吃汤、粥等水分充足的食物。

注意啦！

1.喝水要少量多次地喝，不要等到感觉口渴时再喝。

2.高温环境下运动、重体力劳动、运动量大等人群，应适当增加饮水量。

3.少喝或不喝含糖量高的饮料。

拯救鼻咽炎

五、晒太阳充盈肺气

晒太阳不仅可以提升阳气、温肺祛寒，还能够促进人体血液循环和新陈代谢，使人体感到舒展、舒适，且心情愉悦，有利于肺气的宣发和畅通。

晒哪里

晒太阳时，多晒晒头部、背部、手、脚等经穴多的部位。

什么时间晒

夏季：在上午8~9点或下午5~6点晒太阳，每次晒不少于15分钟。

冬季：在上午10点后阳光充足的时候，在背风的地方晒30分钟左右。

春秋：在上午10点或下午3点左右，把袖子和裤腿卷起来晒15~30分钟。

注意啦！

1.不要让阳光直接照晒头部或脸部，特别要注意保护好眼睛。

2.一般情况下，室内单层玻璃，增加日晒时间，也可达到目的。

3.晒太阳时，不要穿得太厚太多，更不要打着遮阳伞。

搭配呼吸法事半功倍

晒太阳时，我们还可以搭配吐纳法、腹式呼吸等呼吸训练法来调畅肺气，或者只做最简单的深呼吸，效果也是不错的。

做深呼吸的方法：沐浴在阳光下，双目微闭至稍露光线，缓慢地仰头伸颈，吸入空气、阳气及热量至腹部丹田。片刻后，以同等速度缓缓呼气。重复5~10分钟。

六、定时排便，肺气宣通

中医认为，肺与大肠相表里，肺失肃降时，津液无法下行，我们就会出现排便困难、便秘；而一旦出现便秘，大肠传导功能失常，又会影响肺气的宣发肃降，出现咽炎、咳嗽、气喘、胸闷等症状。所以，养成定时排便的习惯，预防便秘，对保持肺气宣通十分重要。

什么时候排便最好

中医认为，卯时（早晨5~7点）是大肠经当令的时间，此时大肠经气血最为旺盛，排便是第一要务。

如何让排便变轻松

改善饮食习惯：补充充足的水分，可以起到软化粪便的作用；多吃富含膳食纤维的食物，如芹菜、韭菜、菠菜等，能帮助软化粪便，增加食物残渣，刺激胃肠蠕动，促进排便；适当多吃一些有润肠通便作用的食物，比如核桃仁、松子仁、芝麻、蜂蜜等。

腹部揉摩：慢性便秘患者，可每天坚持早晚按摩腹部，每次揉摩15~20分钟。长期坚持，可有效改善便秘症状。

使用通便药物：如果通过改善饮食和按揉仍然排便困难，可以使用缓泻剂或开塞露。如果是顽固性便秘的患者，则需及时就医治疗，在医生指导下改善便秘。

七、正确使用空调，肺不伤

夏天，天气炎热，很多人怕热就整天待在空调房里不出去，这样虽然能避暑，可有时候却会让肺受伤。

空调为什么会伤肺

主要有两个原因：

空调长时间不清洗，空调内部积聚了大量细菌、病毒或螨虫，都会随着风吹出，浮游在空气当中，造成空气污染。如果长时间待在这样的空调房里，就有可能引起呼吸道感染，还可能导致"空调肺"，引发间质性肺疾病。

空调都具有一定的除湿功能，长时间待在空调房里，干燥的空气会带走我们皮肤表面和鼻腔、口咽等呼吸道的水分；如果不及时补水，就容易诱发鼻咽、咽喉炎等呼吸道疾病。

如何使用空调才能不伤肺

1.半个月左右清洗一次空调上的过滤网。

2.不要长时间待在空调房里，每隔3小时要适当开窗通风换气，以保护呼吸道。

3.空调温度不宜调得过低，通常26℃最舒适，睡眠时可调高1~2℃，室内外的温差最好不要超过7℃。

4.使用空调时不要正对着空调风口直吹，以免气流刺激呼吸道。

5.刚从炎热的室外回来，大汗淋漓的时候，最好不要立即打开空调，先让身体适应一下，再打开空调，以免受寒。

6.多喝温开水，给皮肤和呼吸道补足水分。

八、避免过劳，劳逸结合令肺无忧

现代社会发展迅速，竞争激烈，人们压力非常大，加班、熬夜、睡眠不足等问题非常普遍，往往会造成过度劳累。而中医讲"劳则耗气"，我们的肺是主气的，掌管人体气机的升降，耗气也会使肺受伤。所以，要想肺好，一定要避免过劳，做到劳逸结合。

保证充足的睡眠

我们每天的作息时间要有规律，晚上10点睡觉，最晚不要超过晚上11点，每天最好能睡够6~7小时，同时要注意提高睡眠质量。充足的睡眠是护肺、巩固免疫力的有效保障。

合理安排工作与休息时间

工作再忙，也要注意劳逸结合，尤其是感到疲劳时，不妨先停下手头的工作，休息一会儿，比如闭目养神，做做深呼吸，听听音乐，吃点茶点，或者站起来活动一下，等等。只要是能让自己放松下来的事情，都可以做。

进行适当的体育运动

在紧张、忙碌的工作之余，每天抽出一点时间进行适当的体育运动，可以让身体得到很好的锻炼，增强免疫力。

注意啦！

面对心理疲劳，大家千万不要滥用镇静剂，如果自己无法缓解，就要及时就医，寻求专业医生的帮助。

九、远离悲伤，欢歌笑语宣肺气

一个人总是忧虑、悲伤，那可能和肺不好有关系。中医认为"悲伤肺"，人在过度忧虑、悲伤的时候，也最容易损伤肺气。肺气伤了，外邪就会乘虚而入，引发鼻炎、咽炎、鼻咽炎、咳嗽、感冒等呼吸系统疾病。所以，在生活中，我们要尽量保持愉快的心情，在开怀大笑的时候，肺气往往就通畅了。那具体应该怎么做，能让自己远离悲伤，养肺强身呢？这里给大家提几点建议，仅供参考。

1.平时在处理家庭问题、生活琐事时，最好能多一点"糊涂"，少一点执拗，更不要在小事上斤斤计较，豁达一些。对于实在无能为力的事情，就顺其自然，把烦恼抛开，给自己寻找些快乐的事情，比如约朋友去逛街、跳舞等，开心地过好每一天。

2.日常生活中，我们应豁达地面对人生的得失，养成从容不迫的生活态度，工作上进，生活上不攀比，知足常乐，这样才能保持心情舒畅、情绪稳定，提升肺气。

3.当感到悲伤、忧愁时，要善于向知心朋友、家人诉说自己心中的烦闷，赶走坏情绪。适当听从他们的劝解和宽慰，心情就会慢慢舒畅起来。大家一起说说笑笑，联络感情的同时也锻炼了身心。

4.当感觉伤心、忧虑、压抑时，可以到户外散步，或利用节假日到风景名胜区旅游散心、爬山登高，欣赏一下大自然的美景，心情自然开朗；也可以培养一些兴趣爱好，如养花、喂鸟、垂钓、写书法、听音乐、绘画、唱歌等，可以陶冶性情，使自己保持精神愉悦。

十、顺应季节，养出好肺

在中医看来，季节的变化与人体是相通的，不同季节的气候特点，对于脏腑组织及身体健康的影响是不同的，这就需要我们顺应四季变化来养生，养肺也是如此。

春季养肺防风邪

春季多风又干燥，而风邪是六淫之首的邪气，能通过呼吸直接侵犯肺部，影响肺的正常功能，致使肺卫不固，导致鼻炎、咽炎、气管炎、哮喘等呼吸系统疾病。所以，春季养肺，首先要注意防风邪。

用玉屏风散固护肺卫

玉屏风散是中医里的一个名方，组方里只有3味药物：黄芪、白术和防风。它们成鼎足之势，既固护肺卫，又防外邪，就像御风的屏障，所以取名"玉屏风散"。如果在春季经常患鼻炎、咽炎、感冒，很可能是肺卫不固导致的，吃点玉屏风散，就可以有效预防这些疾病。

生活起居上注意防风

1.夜间关好门窗，莫让虚邪贼风侵入。

2.不要让头部着凉，洗发后要及时吹干。

3.注意"春捂秋冻"，不要急于减衣物，稍微捂一下，待气温较为稳定后，再脱冬装为宜。

4.做户外锻炼不要太早外出，最好等太阳出来后，且要选择背风的地方，并注意保暖，有汗及时擦干。

夏季养肺防暑邪

在我国大部分地区，夏季都很炎热，尤其在三伏天，可以说是暑热难耐，身体在这种情况下极易受到暑邪侵害。特别是居上焦的肺，开窍于鼻，温邪就会从口鼻侵犯肺部，继而出现发热、头痛、鼻炎、咽炎、口渴、咳嗽等症状。所以，夏季养肺的重点是防暑邪。

注意防晒

1.避免长时间待在高温环境中，或在烈日下暴晒。

2.有事外出时要备好遮阳帽、遮阳伞、防晒服等。

3.户外工作者尽量选择在早晚天气比较凉爽的时候工作，避开正午高温时段。

防暑降温

夏季可使用凉席、空调、电扇等来降温。建议老年人和儿童选择草席、藤席、亚麻席等。空调的温度以26~28℃为宜。

衣物适宜

夏季衣物以简单、凉爽、美观、能保护皮肤为原则。材质最好选择全棉、麻、真丝等面料，款式宽松，有利于汗液发散。如果出汗多，要及时更换衣物。

饮食消暑

建议大家在夏季多吃些具有清热消暑、除烦解毒功效的食物，如黄瓜、苦瓜、冬瓜、莴笋、西瓜等。用这些食材凉拌、清炒、煮粥、煲汤，都能达到祛暑养肺的目的。不过，要提醒大家，吃冷饮并不是一个消暑的好方法，因为冷饮吃多了，会导致脾胃阳气受损，内生寒湿，引起咳嗽、咳痰等呼吸道症状。

秋季养肺防燥邪

　　燥是秋季最主要的气候特点，而燥邪最易伤肺。这是为什么呢？因为肺是主皮毛、主呼吸的，燥邪会通过口鼻或皮肤毛孔进入肺部，耗伤肺部津液，使肺失于濡润，进而影响肺的正常宣发与肃降功能，人体也会随之出现一系列秋燥反应，引起口干、唇干、鼻燥、咽干、咳嗽有痰、大便干结、皮肤干燥等症状。所以，秋季养肺的关键就是防燥邪。

初秋清热祛温燥

　　初秋时余热未消，气温仍然很高，所以此时应多喝水，多吃些能清热润肺的食药材来祛除温燥，比如西瓜、荸荠、莲藕、梨、百合、白萝卜、玉竹、麦冬等。

晚秋温润祛凉燥

　　秋分过后，早晚温差变化大，此时的秋燥已从"温燥"转为"凉燥"，易致风寒感冒，旧病也易复发。对此，建议大家多吃些能温阳、祛寒、润肺的食物，如山药、生姜、大枣、鸡肉等，既可温补脾胃，又能养肺润燥。

推荐食疗方

玉竹粥

原料：干玉竹20克，大米100克。

调料：冰糖适量。

做法：

1.干玉竹洗净，切碎，煎取浓汁后去渣。

2.大米淘洗干净，放入玉竹汁中，加适量水煮为稀粥，放入冰糖，稍煮沸即可。

功效：滋阴润肺，生津止渴。适用于肺阴受伤、肺燥咳嗽、干咳少痰等症状的调理。

冬季养肺防寒邪

到了冬季，天气越来越冷，气温骤降，而寒邪易犯口鼻，进而伤及肺脏，人们就容易发生鼻炎、咽炎、气管炎、肺炎等呼吸系统疾病。因此，冬季养肺，关键要时刻注意防寒保暖。

● 保暖做到位

1.冬装以宽松、保暖为宜，内衣、中层衣、外衣齐备，选择厚度不同、衣料不同的衣物搭配着穿，少穿高领毛衣、塑身衣、窄筒皮靴等。

2.出门时，做好头颈、背、腰、腹、脚踝等部位的保暖，以防寒邪入体。

注意啦！

冬季室内外温差较大，一出一进很容易受凉，因此室内温度以保持在18~25℃为宜；也可以在室内放一盆水，增加一下室内湿度。

● 饮食温肺

根据中医"虚则补之，寒则温之"的原则，冬季肺气虚寒时宜采用温肺法，可在饮食中适量地加入一些属性温热且具有补益肺肾作用的食物，如生姜、葱白、紫米、黑米、黑豆、羊肉、鸡肉、大枣等，起到温肺散寒的效果。

● 推荐食疗方

百合鸡

原料：母鸡1只，百合50克，生姜5片。

调料：盐适量。

做法：

1.百合洗净，掰成片；母鸡去内脏，洗净。

2.所有原料一起放入砂锅中，加水炖1.5小时，最后加盐调味。

功效：补气养血，温肺润肺。常吃有助于改善冬季肺虚的症状。

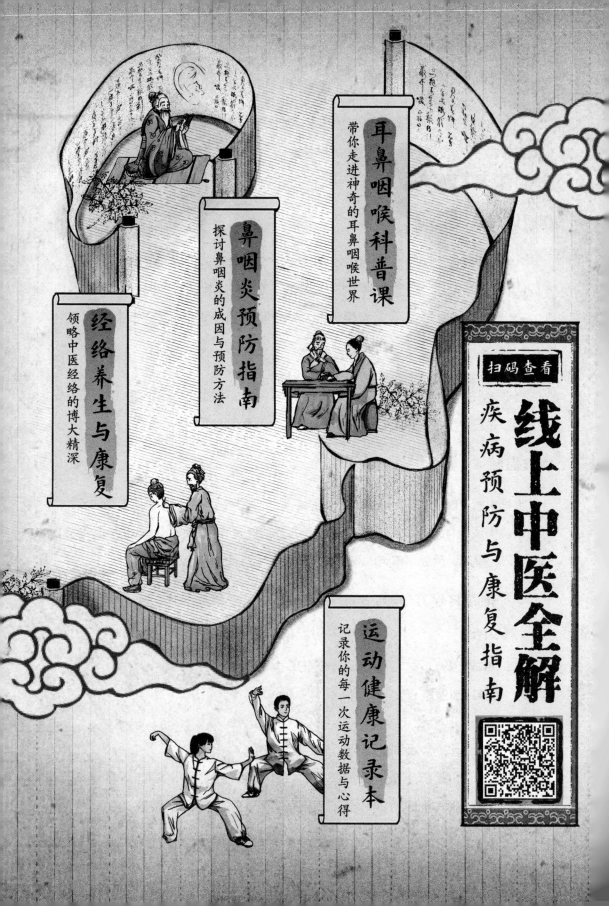

耳鼻咽喉科普课
带你走进神奇的耳鼻咽喉世界

鼻咽炎预防指南
探讨鼻咽炎的成因与预防方法

经络养生与康复
领略中医经络的博大精深

运动健康记录本
记录你的每一次运动数据与心得

扫码查看
线上中医全解
疾病预防与康复指南